W. Fröscher (Hrsg.)

Aspekte der Epilepsie-Diagnostik

Mit freundlicher Empfehlung
überreicht von GEIGY

Service

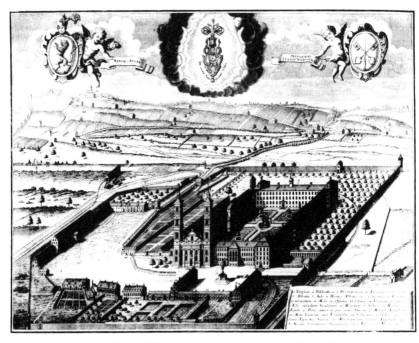

Ansicht des Klosters Weissenau am Ausgang des 18. Jahrhunderts

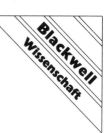

Aspekte der Epilepsie-Diagnostik

**Herausgegeben
von W. Fröscher**

Blackwell Wissenschaft · Berlin 1991

Prof. Dr. med. W. Fröscher
Psychiatrisches Landeskrankenhaus Weissenau
(Abt. Psychiatrie I der Universität Ulm)
Abt. Neurologie
7980 Ravensburg-Weissenau

ISBN 3-89412-114-9

Die Deutsche Bibliothek – CIP-Einheitsaufnahme

Aspekte der Epilepsie-Diagnostik / hrsg. von W. Fröscher –
Berlin : Blackwell-Wiss.-Verl., 1991
  ISBN 3-89412-114-9
  NE: Fröscher, Walter [Hrsg.]

Dieses Werk ist urheberrechtlich geschützt. Die dadurch begründeten Rechte, insbesondere die der Übersetzung des Nachdrucks, des Vortrags, der Entnahme von Abbildungen und Tabellen, der Funksendung, der Mikroverfilmung oder der Vervielfältigung auf anderen Wegen und der Speicherung in Datenverarbeitungsanlagen, bleiben, auch bei nur auszugsweiser Verwertung, vorbehalten. Eine Vervielfältigung dieses Werkes oder von Teilen des Werkes ist auch im Einzelfall nur in den Grenzen der gesetzlichen Bestimmungen des Urheberrechtsgesetzes der Bundesrepublik Deutschland vom 9. September 1965 in der Fassung vom 24. Juni 1985 zulässig. Sie ist grundsätzlich vergütungspflichtig. Zuwiderhandlungen unterliegen den Strafbestimmungen des Urheberrechtsgesetzes.

© Blackwell Wissenschafts-Verlag GmbH Berlin 1991
Printed in Germany

Die Wiedergabe von Gebrauchsnamen, Handelsnamen, Warenbezeichnungen usw. in diesem Werk berechtigt auch ohne besondere Kennzeichnung nicht zu der Annahme, daß solche Namen im Sinne der warenzeichen- und Markenschutz-Gesetzgebung als frei zu betrachten wären und daher von jedermann benutzt werden dürften.

Produkthaftung: Für Angaben über Dosierungsanweisungen und Applikationsformen kann vom Verlag keine Gewähr übernommen werden. Derartige Angaben müssen vom jeweiligen Anwender im Einzelfall anhand anderer Literaturstellen auf ihre Richtigkeit überprüft werden.

Umschlaggestaltung: R. Hübler, 1000 Berlin

Herstellung: Goldener Schnitt. Rainer Kusche, 7573 Sinzheim

Druck und buchb. Verarbeitung: Aumüller, 8400 Regensburg

Vorwort

Der vorliegende Band enthält die Vorträge der 3. Weissenauer Epilepsie-Tagung, die am 8.12.1990 in Ravensburg-Weissenau stattfand. Die in zweijährigem Abstand abgehaltene Fortbildungsveranstaltung hatte sich bisher schwerpunktmäßig mit psychischen Störungen bei den Epilepsien, Therapiefragen und Anliegen der Selbsthilfegruppen beschäftigt.
In diesem Jahr stand die Diagnostik der Epilepsien im Mittelpunkt. Dieses weite Feld läßt sich an einem Vormittag nicht umfassend behandeln, so daß nur einige besonders wichtige oder schwierige „Aspekte" herausgestellt werden konnten. – Die Hälfte der Epilepsien manifestiert sich vor dem 10. Jebensjahr, etwa 70% manifestieren sich vor dem 20. Lebensjahr. Auch Gelegenheitskrämpfe kommen besonders häufig in der frühen Kindheit vor. Die Diagnostik der Epilepsien wird also bei einem großen Teil der Patienten vom Pädiater geleistet; dementsprechend wurde das Thema interdisziplinär gemeinsam mit Pädiatern behandelt.

Ravensburg-Weissenau, Prof. Dr. W. Fröscher
im Juli 1991

Danksagung

Der Fa. Geigy Pharma, Wehr/Baden danken wir für die großzügige Unterstützung der Tagung und des Drucks dieses Berichtsbandes.
Herrn Dr. med. A. Bedürftig vom Blackwell-Wissenschaftsverlag Berlin danken wir für die sehr gute Zusammenarbeit. Herrn R. Kusche, Herstellungs-Service „Goldener Schnitt", danke ich für die sorgfältige Herstellung des Berichtsbandes.
Wir danken auch Herrn Dr. med. G. Schmolz, Regierungspräsidium Tübingen, Herrn Prof. Dr. med. G. Hole sowie der Verwaltung und allen Mitarbeitern unseres Krankenhauses, die uns bei der Durchführung der Tagung unterstützten. Frau Gudrun Poser danken wir für Ihre technische Hilfe, insbesondere bei der Erstellung des Sachverzeichnisses.

Inhaltsverzeichnis

Vorwort
W. Fröscher V

Die Beziehung von EEG-Veränderungen zu klinischen Symptomen bei Epilepsien
G. Bauer, E. Kristmann, D. Soucek 1

Bedeutung der Magneto-Enzephalographie für die Epilepsie-Diagnostik
J. Vieth 12

Labordiagnostik zur Therapieüberwachung und zur Anfallsdiagnostik
H. Fichsel 24

Diagnostik von Stoffwechseldefekten bei epileptischen Anfällen
F. Vassella 37

Seltene epileptische Anfallsformen und Symptome unter besonderer Berücksichtigung von Schmerz, Migräne und Aggression
R. Degen 51

Differentialdiagnose von Anfällen im Schlaf
K. Meier-Ewert 62

Diagnostik bei „Gelegenheitsanfällen"
W. Fröscher, F. Vassella 73

Sachverzeichnis 85

Verzeichnis der Autoren

Univ.-Prof. Dr. med. G. Bauer
Universitätsklinik für Neurologie, Anichstraße 35,
A-6020 Innsbruck

Prof. Dr. med. R. Degen
Epilepsiezentrum Bethel, EEG-Abteilung, Klinik Mara,
4800 Bielefeld 13-Bethel

Prof. Dr. med. H. Fichsel
Universitäts-Kinderklinik, Neuropädiatrie, Adenauerallee 119,
5300 Bonn 1

Prof. Dr. med. W. Fröscher
Neurologische Abteilung, Psychiatrisches Landeskrankenhaus,
7980 Ravensburg-Weißenau

Dr. med. E. Kristmann
Universitätsklinik für Neurologie, Anichstraße 35
A-6020 Innsbruck

Prof. Dr. med. K. Meier-Ewert
Neurologische Klinik, Hessisches Diakoniezentrum,
Heinrich-Wiegand-Straße, 3578 Schwalmstadt-Treysa

Dr. med. D. Soucek
Universitätsklinik für Neurologie, Anichstraße 35
A-6020 Innsbruck

Prof. Dr. med. F. Vassella
Medizinische Universitäts-Kinderklinik, Inselspital,
CH-3010 Bern

Prof. Dr. med. J. Vieth
Abteilung für Experimentelle Neuropsychiatrie der Universität,
Schwabachanlage 6, 8520 Erlangen

Die Beziehung von EEG-Veränderungen zu klinischen Symptomen bei Epilepsien

G. Bauer, E. Kristmann, D. Soucek

Einleitung

Das konventionelle EEG bleibt die entscheidende Zusatzuntersuchung bei Epilepsien. Für die Aussagekraft des EEG war es immer wesentlich, daß sich auch außerhalb eines overten Anfalles Veränderungen finden, die so charakteristisch sind, daß die Diagnose im klinischen Kontext mit großer Sicherheit gestellt werden kann. Da sich die EEG-Muster im Anfall von denjenigen im anfallsfreien Intervall unterscheiden, hat sich eine Differenzierung zwischen kritischer und interkritischer Aktivität eingebürgert. Mit zunehmender elektroencephalographischer Kenntnis der Befunde bei Epilepsien wurden auch Graphoelemente beschrieben, die zwischen kritischer und interkritischer Aktivität stehen, und zwar sowohl hinsichtlich der Morphologie als auch ihrer Beziehung zu Anfällen bzw. klinisch faßbaren Symptomen. Die Benennung dieser EEG-Veränderungen ist nicht einheitlich, von Wieser [17] wurde der Ausdruck semikritische Aktivität (SKA) vorgeschlagen.
Die Abgrenzung semikritischer Aktivitäten im EEG zu iktalen (kritischen) und interiktalen (interkritischen) ist in beiden Richtungen fließend. Synonym wurden folgende Bezeichnungen gebraucht: Subklinische Entladungen, bioelektrische Anfälle, hirnelektrische Anfälle, ... Entsprechend der fließenden Übergänge können keine exakten Kriterien angegeben werden. Einige Punkte seien hier angeführt: SKA dauern länger, die Morphologie und Lokalisation können anders sein als bei Einzelspitzen, rhythmische und periodische Elemente sind häufig, und das einzelne Graphoelement besteht nicht immer aus Spitzenpotentialen. Im Ablauf sind sie als ein Ereignis mit zeitlicher Dynamik zu erfassen. Definitionsgemäß sind sie nicht Symptom eines klinisch sichtbaren Anfalls, werden aber häufig in zeitlicher Nachbarschaft dazu beobachtet. Für die Einschätzung von EEG-Veränderungen gilt nach wie vor

der Grundsatz, daß die Klinik führend ist. In therapeutischer Hinsicht hat sich dieses Prinzip zum Schlagwort der abzulehnenden „EEG-Kosmetik" verdichtet. Damit wurde der Ausbau einer antiepileptischen Dauertherapie zum Zweck einer Verbesserung des EEG apostrophiert. Wer Patienten und ihre EEGs über Jahre simultan beobachtet, ist immer weniger geneigt irgendwelche prinzipiellen Richtlinien undifferenziert zu akzeptieren. Dem Schlagwort von der EEG-Kosmetik sei als Gegenpol der Eindruck eines praktizierenden Neurologen entgegengehalten, der bei häufig auftretenden interkritischen und bei semikritischen EEG-Veränderungen lapidar formulierte: „Das muß den Patienten stören!". Wie sehr, sei an einigen Beispielen dargestellt.

Klinische Symptome bei semikritischen EEG-Aktivitäten

Die Beziehung der SKA zur klinischen Symptomatik wurde in 4 Gruppen zusammengefaßt:

Gruppe 1: Chronisches Anfallsleiden, faßbare klinische Symptome im Zusammenhang mit SKA.
Gruppe 2: Chronisches Anfallsleiden, fragliche klinische Symptome während SKA.
Gruppe 3: Chronisches Anfallsleiden, keine klinischen Symptome während SKA.
Gruppe 4: Kein Anfallsleiden, keine Symptome während SKA.

Gruppe 1

In diese Gruppe fallen Patienten, die an einer chronischen fokalen Epilepsie leiden und im zeitlichen Zusammenhang mit dem Auftreten von SKA zusätzliche Krankheitssymptome aufweisen. Klinisch entsprechen diese Symptome einem Beschwerdebild, das als Prodromi bekannt ist. Die klassische Definition von Prodromi beschreibt stunden- bis tagelang anhaltende subjektive und objektive Störungen, die einem Anfall vorausgehen, z.T. aber auch ohne ihn auftreten. Zur Pathophysiologie der Prodromi ist wenig bekannt. Immer wieder wurde vermutet, daß ein Teil der Beschwerden mit epileptischen Aktivitäten zusammenhängt. Guiccioli et al. [7] und Sailer et al. [12] konnten zeigen, daß manche Prodromi einem Status epilepticus non-convulsivus entsprechen. Das EEG dieser Patienten ist gekennzeichnet durch SKA, kontinuierlich während der gesamten Kurve (Abb. 1) oder in häufigen Sequenzen. Die während der SKA auftretenden Beschwerden sind subjektiver Natur wie Reizbarkeit, Verstimmungen, Übelkeit, diffusen und z.T. abstrus beschriebenen Klagen sowie objektiver Natur wie Schwitzen, Blässe der Haut rasch mit Rötung wechselnd, Gänsehaut und andere vegetative Symptome (siehe Legende zu Abb. 1). In der Terminologie der Internationalen Nomenklatur handelt es sich also um Statusformen fokal psychischer und fokal vegetativer Anfälle, wobei keine abgrenzbaren Einzelattacken auftreten, sondern eine andauernde epileptische Kondition besteht, die elektroencephalographisch durch SKA gekennzeichnet ist. Die parenterale Behandlung mit Antiepileptica kann den Zustand beenden. Dies gelingt aber – wie bei anderen Statusformen kleiner Anfälle auch – nicht in jedem Fall. Ein Therapieversuch ist jedoch immer gerechtfertigt. Zweifellos sind nicht alle Prodromi elektroencephalographisch als Status gekennzeichnet. Das EEG kann ohne jeden diesbezüglichen Hinweis sein. Dies spricht keineswegs gegen die angenommene Pathophysiologie, bleibt doch ein Großteil von Auren ohne Korrelat im Oberflächen-EEG [5]. Umgekehrt müssen nicht alle SKA klinisch von Prodromal-Symptomen begleitet sein (siehe Gruppe 3)

Gruppe 2

Hier sind Patienten gereiht, deren EEG im Vergleich zu Vorkurven durch das Auftreten von SKA deutlich verschlechtert ist, die klinische Symptomatik jedoch aus verschiedenen Gründen nicht mit der notwendigen Sicherheit als abgrenzbare Episode angesehen werden kann. Waren es in Gruppe 1 ausschließlich fokale Epilepsien, so fallen in dieser Gruppe sowohl fokale als auch generalisierte, letztere mit den Abortivformen von Absencen-Status.
Das EEG von Patienten mit einem Lennox-Gastaut-Syndrom ist häufigen Fluktuationen hinsichtlich des Gehalts an generalisierten abnormen Rhythmen mit und ohne eingelagerte slow spikes unterworfen. Die Beziehung dieser Abnormitäten zu klinischen Symptomen ist schwierig zu evaluieren. Niedermeyer [10] hatte betont, daß selbst lange Züge generalisierter slow spikes and waves ohne klinische Expression bleiben können, möglicherweise weil das habituelle cerebrale Niveau so nieder ist, daß eine zusätzlich

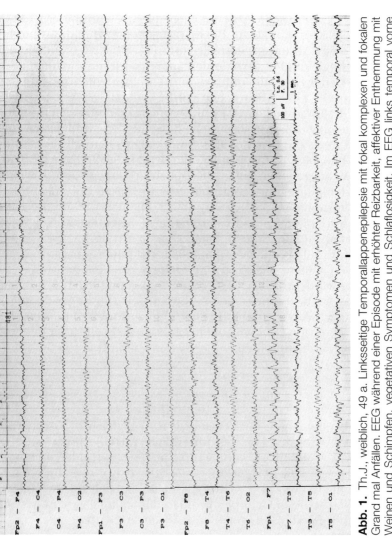

Abb. 1. Th.J., weiblich, 49 a. Linksseitige Temporallappenepilepsie mit fokal komplexen und fokalen Grand mal Anfällen. EEG während einer Episode mit erhöhter Reizbarkeit, affektiver Enthemmung mit Weinen und Schimpfen, vegetativen Symptomen und Schlaflosigkeit. Im EEG links temporal vorne lokalisierte periodische steile Transienten während der gesamten Ableitung. Beispiel für Prodrome-artige Beschwerden bei kontinuierlicher semikritischer Aktivität (Gruppe 1)

auftretende epileptische Absence nicht in Erscheinung tritt. Dies trifft vor allem für Kinder zu. Bei Erwachsenen gelingt die klinische Diagnose eines Absencen-Status leichter [1]. Stellt man auf die die Absencen begleitenden Myoklonien ab, so kann man manchmal – besonders in der Doppelbildaufzeichnung – eine Synchronizität der Zuckungen mit EEG-Ausbrüchen entdecken.
Diskrete oder abortive Formen von Absencen oder Absencen-Status kommen auch bei Generalisierten idiopathischen Epilepsien vor. Besonders wenn die Ausbreitung der Spitze-Wellen auf die vorderen Regionen beschränkt bleibt, oder wenn die Spitzenelemente rudimentär ausgebildet sind („die Spitze ertrinkt in der Welle"), bleibt die Tiefe der Bewußtseinstrübung nicht selten so seicht, daß sie klinisch kaum in Erscheinung tritt. Davon unabhängig bleibt natürlich die Tatsache, daß Absencen überhaupt nur dann bemerkt werden, wenn sie länger als 3 Sekunden dauern.
Fokale SKA mit fraglicher klinischer Symptomatik stellen die Periodischen lateralisierten epileptiformen Ausbrüche (PLED, 4) dar. Die zeitliche Nähe ihres Auftretens zu einem fokalen Anfall mit oder ohne Entwicklung zu einem Grand mal, besonders in statusartiger Häufung wurde von Bauer et al. [2] betont. Beachtet man die zwischen den periodischen Komplexen eingestreuten rhythmischen Elemente in Alpha- und Theta-Frequenz (Rhythmical Discharges = RDs) [11] (Abb. 2), so wird diese Beziehung noch deutlicher. Manchmal können die PLEDs Muster einer Epilepsia partialis continua mit wiederholten Zuckungen synchron zu den periodischen Komplexen sein. Verwirrt-heitszustände mit PLEDs im EEG wurden als eine besondere Form eines nicht konvulsiven Status epilepticus angesehen [15]. Wenn positive Symptome fehlen, so fragt es sich, ob die PLEDs nicht zur Ausprägung des klinischen Negativzustandes (Koma, Parese, Aphasie) beitragen. Diese Vermutung muß aber spekulativ bleiben.

Gruppe 3

SKA finden sich bei Epilepsie-Patienten auch ohne eine begleitende Symptomatik, die mit dem üblichen diagnostischen Werkzeug zu entdecken wäre. Die EEG-Veränderungen in dieser Gruppe fallen durch ihr konstantes Auftreten in unveränderter Form während vieler Jahre auf. Morphologisch zeigen sie eine Besonderheit, die man mit dem Ausdruck mini-spikes oder mini-sharp waves (Abb. 3)

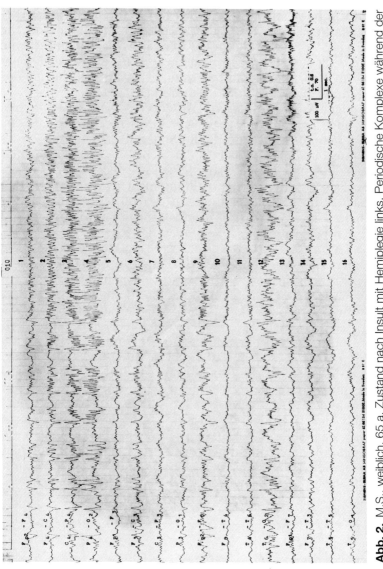

Abb. 2. M.S., weiblich, 65 a. Zustand nach Insult mit Hemiplegie links. Periodische Komplexe während der gesamten Ableitung über der rechten Zentralregion mit eingelagerten rhythmischen Ausbrüchen, allmählich zunehmend und übergehend in fokalen Anfall. Nach Beendigung des Anfalles Wiederauftreten der periodischen Komplexe

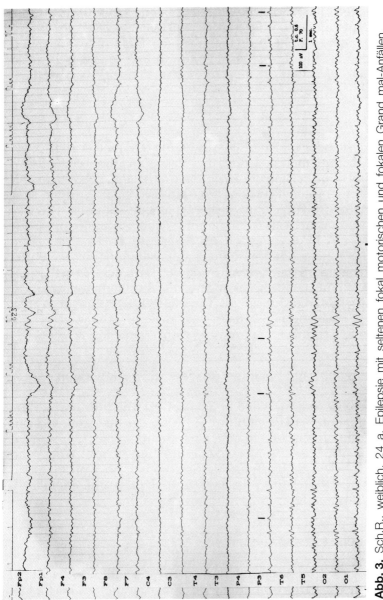

Abb. 3. Sch.R., weiblich, 24 a. Epilepsie mit seltenen fokal motorischen und fokalen Grand mal-Anfällen, ätiologisch ungeklärt. Seit Jahren anfallsfrei, studiert Kunstgeschichte. Im EEG links postzentrale periodische mini-sharp waves (teilweise mit Balken gekennzeichnet) während der gesamten Ableitung. Ähnliche Befunde bei jeder Ableitung während der letzten 10 Jahre. Keine begleitende Symptomatik (Gruppe 3).

umschreiben könnte. Natürlich können aber auch alle übrigen SKA ohne faßbare klinische Symptomatik auftreten, ein Faktum, das ja Anlaß zur Benennung „subklinisch" war. Elektrophysiologische Kennzeichen, die im Einzelfall eine Zuordnung zu „klinisch" oder „subklinisch" gestatten würden, können nicht angegeben werden.

Gruppe 4

Generalisierte oder fokale EEG-Muster, die rein morphologisch als semikritisch imponieren, jedoch bei Patienten ohne epileptische Anfälle und ohne begleitende Symptome auftreten, gehören in den Bereich der sog. marginalen EEG-Muster, einer Gruppe von seltenen Abnormitäten ohne sichere pathognomonische Bedeutung. Sie werden meist als Zufallsbefund erhoben. Ihre Kenntnis gilt als verläßliches Erkennungszeichen des zünftigen EEGisten, ihre Unkenntnis führt zu unnotwendiger Beunruhigung des Patienten und zu ebensolchen diagnostischen Zusatzaktivitäten. Zwei Beispiele seien erwähnt, nämlich das sogenannte Psychomotor variant – Muster [6] und die Subclinical Rhythmic Discharges of Adults (SRDA; 16) (Abb. 4). Diese Muster wurden ausgewählt, weil hier am ehesten eine irrtümliche Zuordnung zu SKA möglich scheint.

Klinische Symptome bei interkritischen EEG-Aktivitäten

Sind interiktale Spitzen iktale Ereignisse? [8]. Die Frage bringt das Problem auf den Punkt. Seit Binnies [3] Untersuchungen weiß man, daß generalisierte Spitzen immer, auch wenn sie sehr kurz sind, zu Symptomen führen. Voraussetzung für ihre Entdeckung sind allerdings geeignete Untersuchungsmethoden. Shewon u. Erwin [13; 14] sowie Kasteleijn-Nolst Trenite et al. [9] konnten ähnliches auch für fokale Spitzen zeigen.

Abschließende Bemerkungen

Je genauer die Untersuchung, umso mehr schränkt sich der Anteil „subklinischer" Paroxysmen ein. Die Frage, inwieweit eine EEG-Abnormität subklinisch ist, wird zur Frage der Exaktheit der Untersuchung. Ob damit das Schlagwort der „EEG-Kosmetik" obsolet geworden ist, sei bezweifelt. Erstens bleibt die Frage, ob eine

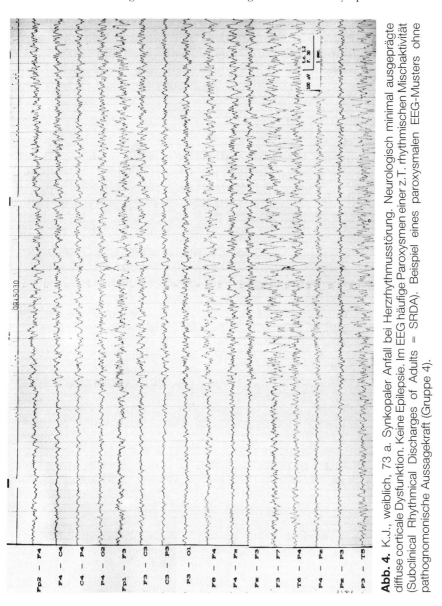

Abb. 4. K.J., weiblich, 73 a. Synkopaler Anfall bei Herzrhythmusstörung. Neurologisch minimal ausgeprägte diffuse corticale Dysfunktion. Keine Epilepsie. Im EEG häufige Paroxysmen einer z.T. rhythmischen Mischaktivität (Subclinical Rhythmical Discharges of Adults = SRDA). Beispiel eines paroxysmalen EEG-Musters ohne pathognomonische Aussagekraft (Gruppe 4).

Änderung der antiepileptischen Dauertherapie die EEG-Veränderungen beseitigen kann und zweitens, in welchem Verhältnis der dadurch entstehende Nutzen zu unerwünschten Wirkungen der Medikamente steht.

Literatur

1. Bauer, G., F. Aichner, U. Mayr: Status atypischer Absencen im Jugend- und Erwachsenenalter. Nervenarzt 54 (1983) 100–105
2. Bauer, G., F. Aichner, W. Hengl: Der diagnostische Wert periodischer lateralisierter Komplexe im EEG. Z. EEG-EMG 12 (1981) 135–141
3. Binnie, C. D.: Detection of transitory cognitive impairment during epileptiform discharges: problems in clinical practice. In: B. M. Kulig, H. Meinardi, G. Store (Eds): Epilepsy and Behavior. Swets and Zeitlinger, Lisse 1980
4. Chatrian, G. E., Cheng Mei Shaw, H. Leffman: The significance of periodic lateralized epileptiform discharges in EEG: an electroencephalographic, clinical and pathological study. EEG Clin. Neurophysiol. 17 (1964) 177–193
5. Devinsky, O., K. Kelly, R. J. Porter, W. H. Theodore: Clinical and electroencephalographic features of simple partial seizures. Neurology 38 (1988) 1347–1352
6. Gibbs, A., E. L. Gibbs: Atlas of electroencephalography. Vol. II: Epilepsy, Addison Wesley, Cambridge 1952
7. Giuccioli, D., H. Czuczwaca, T. May, J. Finkler, J. Leitenberger, P. Wolf: Epilepsie und Prodromi: Eine prospektive Unter-suchung. Jahrestagung der Deutschen Sektion der Internationalen Liga gegen Epilepsie 1989
8. Joseph, A. B.: Are interictal spikes ictal events ? Ann. Neurol. 19 (1986) 608–609
9. KasteleijenNolst Trenite, D. J. A., B. M. Sibelink, F. G. C. Berens, J. W. van Strien, H. Meinardi: Lateralized effects of sub-clinical epileptiform EEG discharges on scholastic performance in children. Epilepsia 31 (1990) 740–746
10. Niedermeyer, E.: The generalized epilepsies. Charles C. Thomas, Springfield, Ill. 1972
11. Reiher, J., J. Rivest, F. Grand'Maison, C. P. Leduc: Periodic lateralized epileptiform discharges with transitional rhythmic discharges: association with seizures. EEG Clin. Neurophysiol. 78 (1991) 12–17
12. Sailer, U., K. Bohr, G. Bauer: Epileptische Prodromi und episodische Verstimmungen: Unspezifische Beschwerdebilder oder Status epilepticus non convulsivus? Nervenarzt, im Druck
13. Sherwon, D. A., R. J. Erwin: The effect of focal interictal spikes on perception and reaction times. I. General considerations. EEG Clin. Neurophysiol. 69 (1988) 319–337

14. Sherwon, D. A., R. J. Erwin: The effect of focal interictal spikes on perception and reaction times. II. Neuroanatomic specificity. EEG Clin. Neurophysiol. 69 (1988) 338–352
15. Terzano, M. G., L. Parino, A. Mazzuchi, G. Moretti: Confusional states with periodic lateralized epileptiform discharges (PLEDs): A peculiar epileptic syndrome in the elderly. Epilepsia 27 (1986) 446–457
16. Westmoreland, B. F., D. W. Klas: A distinctive rhythmic EEG discharge of adults. EEG clin. Neurophysiol. 51 (1981) 186–191
17. Wieser, H. G.: Electroclinical features of the psychomotor seizure. Fischer, Stuttgart-New York 1983

Bedeutung der Magneto-Enzephalographie für die Epilepsie-Diagnostik

J. Vieth

Unbestreitbar ist die Bedeutung des Elektroenzephalogramms, des EEG, für die Epilepsie-Diagnostik. Gilt dies nun auch – oder sogar in vermehrtem Maße – für das Magnetoenzephalogramm, das MEG? Schon erste Befunde [1, 17] ließen darauf schließen, daß das MEG fokale Quellen abnormer elektrischer Aktivität und vor allem epileptische interiktuale Herde wesentlich genauer dreidimensional lokalisieren könne als das EEG. So erschien das MEG ein wertvolles Werkzeug zu sein, funktionell fokale Störungen der Hirnaktivität zu lokalisieren, wenn anatomische Läsionen fehlen. Diese sehr schwachen Magnetfelder – etwa 10 millionfach schwächer als der Erdmagnetismus – sind allerdings nur mit einem hochempfindlichen supraleitenden Magnetometer, dem SQUID (Supra Conducting QUantum Interference Device) [36] in einem gegen magnetische Feldänderungen abgeschirmten Raum mit ausreichender Qualität erfaßbar.
Obwohl die ersten MEG Registrierungen schon im Jahre 1972 [5] erfolgten, wird die Ableitung des MEG zur Zeit nur in wenigen Zentren betrieben. Der Grund liegt in der unterschiedlich schnellen Entwicklung der drei Säulen der Methode. Technologisch ist ein hoher Entwicklungsstand vor kurzem mit echten Vielkanalgeräten (37 Kanäle) [10] erreicht worden. Das uns im Klinikum zur Verfügung stehende Gerät ist in Abbildung 1 zu sehen. Bei der Auswertung fehlt – im Anschluß an die grundlegenden Untersuchungen – jedoch immer noch der große Durchbruch. Und bei der klinischen Anwendung müssen jetzt – nach einer ganzen Reihe von Pilotuntersuchungen – die erforderlichen klinischen Relevanzprüfungen erst erfolgen. Das MEG ist jedoch eine vielversprechende Methode zur genauen Ortsbestimmung funktioneller elektrischer Hirnstörungen.
Das MEG ist dem EEG ähnlich. Die Kurven sehen kaum anders aus. Es bestehen jedoch Unterschiede und einige sollten hervorgehoben

Bedeutung der Magneto-Enzephalographie 13

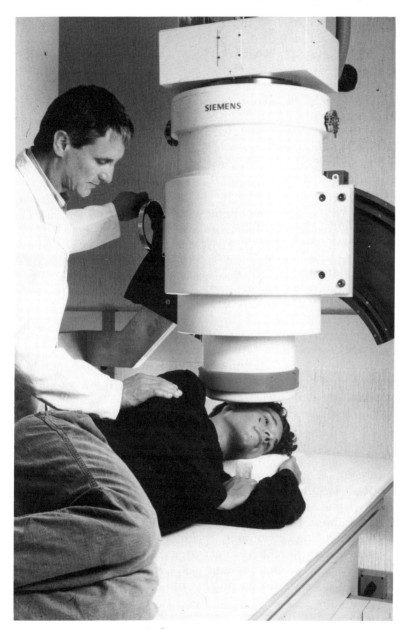

Abb. 1. Siemens KRENIKON®, 37-Kanal-Biomagnetismus System in einer magnetischen Abschirmkammer während der Positonierung an der Schläfe eines Patienten (Photo: Siemens)

werden. Ein wesentlicher Unterschied ist der, daß die Magnetfelder durch die intrazellulär in den Neuronen fließenden postsynaptischen Ströme erzeugt werden [13, 34] während das EEG den Spannungsabgriff der extrazellulär zurückfließenden Ströme darstellt. Ein weiterer Vorteil des MEG besteht in der berührungsfreien und absolut nicht invasiven Messung. Dadurch fällt auch die zeitraubende Positionierung der Meßpunkte (beim EEG: Elektroden) weg. Beim Vielkanalgerät wird dieser Vorteil noch deutlicher, da alle Meßspulen gleichzeitig plaziert werden können.
Da die gemessenen Magnetfelder nur vernachlässigbar gering durch unterschiedliche Gewebs- Leitfähigkeiten zwischen Quelle und Ableiteort beeinflußt und verzerrt werden (im Gegensatz zum EEG) [12], ist bei der Bestimmung von Quellen das MEG dem EEG überlegen. Zur Zeit wird allerdings diskutiert, wie hoch der räumliche Lokalisationsfehler bei der Bestimmung künstlicher Stromdipole bei MEG und EEG ist. Einerseits wurde berichtet, er sei beim MEG bei rindennahen Quellen 3 mm [35] und beim EEG 20 bis 25 mm [21]. Andererseits wurde kürzlich angegeben, er sei beim MEG im Durchschnitt nur 8 mm und beim EEG 10 mm [6]. Zur Entscheidung fehlen jedoch noch weitere Nachprüfungen und Grundlagenexperimente. Einwände gegen [6] siehe [37].
Bei der MEG Auswertung werden zuerst – wie beim EEG – auf Grund der an vielen Meßpunkten registrierten magnetischen Feldstärken durch Interpolation Isokonturkarten hergestellt. Für die Bestimmung der Quelle muß man ein Modell verwenden. Falls genügend Hinweise für eine fokale Aktivität vorhanden sind, ist das bisher übliche Modell der Einzelstromdipole benutzbar. Es hat allerdings den Nachteil, daß die Aktivität nur punktförmig bestimmt wird [32], nicht aber das ganze Gebiet der gestörten Funktion. Für ausgedehntere Quellen wird die Berechnung der sogenannten Stromdichteverteilung [4, 11] empfohlen. Hier ist man jedoch über das Stadium von Simulationen noch nicht wesentlich hinaus gekommen. Dieses Quellenmodell wird sicher in der Zukunft mehr an Bedeutung gewinnen. Darüber hinaus kann das MEG keine radial zur Spulenfläche angeordneten Dipole bestimmen, da diese Felder keine Gradienten haben [32]. In Kombination mit dem EEG lassen sich so jedoch radiale und tangentiale Dipole gut unterscheiden.
Bei der Ortsbestimmung des gesuchten Summendipols wird die gemessene mit einer berechneten Feldverteilung verglichen, die auf einer in den Schädel eingepaßten Kugeloberfläche auf Grund der

geschätzten Lage eines Dipols berechnet wird. Die Lage diese angenommenen Dipols wird iterativ so lange verändert, bis eine möglichst hohe Übereinstimmung von gemessener und berechneter Feldverteilung vorliegt [32].

Um nun die Genauigkeit der Methode auch wirklich ausnutzen zu können, müssen die gefundenen Koordinaten des Dipols in einen anatomischen Rahmen übertragen werden, der in der Regel aus einem Magnetresonanz-Bild (MRI) besteht. Daher muß bei beiden Messungen sicher gestellt sein, daß feste Bezugspunkte registriert und zur Kongruenz gebracht werden. Falls ein CT-Bild ohnehin benötigt wird, ist es auch dieses benutzbar [25].

Da das MEG in der Lage ist, funktionelle Störungen genau zu lokalisieren, ist der klinische Einsatz dort besonders interessant, wo Hinweise auf morphologische Läsionen fehlen. Vorher bedarf es jedoch ausreichend vieler Vergleiche in Fällen mit morphologisch nachgewiesenen Läsionen. Umfangreichere Validierung solcher durch CT oder MRI morphologisch nachgewiesener Läsionen bei epileptischer oder bei langsamer pathologischer Aktivität liegen nur von der Gruppe in Rom (s. bei: [14]) und von unserer Gruppe vor [25, 27, 28, 29, 31]. Über weitere Anwendungsbeispiele des MEG siehe bei: [28, 33].

Wir haben Validierungen mit dem Einkanal- MEG-Gerät seit 1987, und mit dem Vielkanal-MEG-Gerät [10] seit 1989 vorgenommen. Dabei hat sich gezeigt, daß die Ergebnisse für klinische Belange recht gute Ergebnisse brachten. Eine Zusammenstellung unserer Einkanal-Validierungs-Ergebnisse bei 9 Tumoren, 3 Hirninfarkten und 2 Hirnblutungen ist anderweitig veröffentlicht [25, 27]. Falls die Quelle nicht zu tief lag oder nicht multiple Quellen vorhanden waren, befanden sich die Einzeldipole jeweils in der Nähe oder dicht neben der Läsion. Abbildung 2 zeigt ein Beispiel bei einem Angiom, die Dipolortungen zur Zeit der Spitze eines epileptischen Spikes (durch Mittelwertbildung [1]) und beim Frequenzwert von 2 Hz der pathologischen Deltawellen-Tätigkeit (durch Methode der „relativen Kovarianz" [3]).

Bei dem uns dann zur Verfügung stehenden Vielkanal-Gerät mit 37 Kanälen (Siemens KRENIKON® [10]), konnten wir ebenfalls – mit 37mal kürzerer Ableitezeit und dem Erhalt der Simultanaktivität – pathologische Aktivität in der Nähe nachgewiesener Hirnläsionen lokalisieren [25, 27]. Da die zeitliche Dynamik der Aktivität voll erhalten blieb, konnten wir die zeitlich/räumliche Anordnung nacheinander bestimmter Dipole (z.B. alle 10 ms) als Dipolpfade

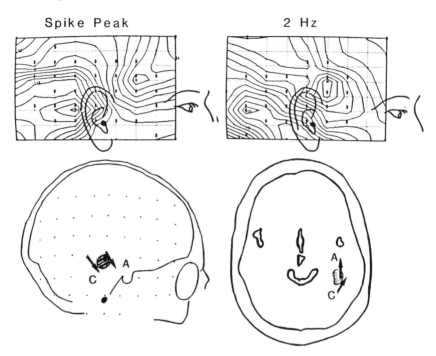

Abb. 2. Einkanal MEG-Ableitung (Model 601, B.T.i. San Diego, CA, USA). Einzel-Stromdipol Lokalisation interiktualer magnetischer Hirnaktivität der Spitze des gemittelten Spikes und der begleitenden Deltawellen-Aktivität bei 2Hz ausgewertet) eines 23-jährigen Patienten (AGA) mit komplex partiellen Anfällen bei einem durch Angiographie nachgewiesenen rechts temporalen Angiom (gestricheltes Gebiet). Standard-EEG: Rechts temporaler Spike- und Deltawellen-Herd. MEG-Messung: Nacheinander an 55 Punkten, jeweils gleichzeitig mit 2 EEG-Kanälen (C2, F2). Punktabstand: 2 cm. Die berechneten Dipole wurden in 2 Dimensionen in Schemata des Kopfes eingesetzt, die von Röntgenbildern erhalten wurden und in die das Kopfmodell, eine Kugel, eingepaßt wurde. Dipol A: Aus Average der Spike Spitze (Spike Peak), Dipol C: Aus rel. Kovarianz der 2 Hz Aktivität (aus: [29])

darstellen. Eine Zusammenstellung unser bisherigen Vielkanal-Validierungs-Ergebnisse bei 1 Tumor, 4 Hirninfarkten und 3 Hirnblutungen ist ebenfalls anderweitig veröffentlicht (27). Ein Beispiel bei einem Hirninfarkt zeigt Abbildung 3.

Die Vielkanal-Ableitungen hatten bei der Lokalisation fokaler Aktivität jedoch auch neue Fragen aufgeworden. So fanden wir bei allen mit der Vielkanal-Ableitung untersuchten Patienten die vielen

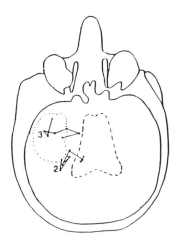 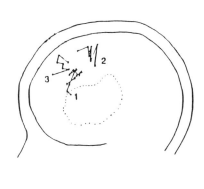

Abb. 3. 37-Kanal-MEG-Ableitung (Siemens KRENIKON®). Einzel-Stromdipol Lokalisation abnormer magnetischer Theta-/Deltawellen-Aktivität eines 62-jährigen Patienten (ASA) mit einem linksseitigen Hirninfarkt mit motorischer Aphasie und einer rechtsseitigen Hemihypalgesie, registriert von 26 MEG- und 2 EEG (C3, F3) Meßpunkten. Digitale Bandpaßfilterung: 0,5 und 6 Hz. Standard-EEG: Links temporal Theta-/Deltawellen-Herd. CT und MRI: Links temporal mittelgroßer Hirninfarkt (durch Punktlinien gekennzeichnetes Gebiet). Aufnahme 16 Tage nach dem Schlaganfall. Auswertung von 3 typischen Wellenabschnitten mit ausreichendem Signal/Rausch-Verhältnis. Dipolbestimmung alle 15 ms. Eintrag der Mittelpunkte in 2 Dimensionen in Kopf-Schemata, die durch MRI-Schnitte erhalten wurden, und in die das Kopfmodell, eine Kugel, eingepaßt wurde, Dipole wurden durch Linien miteinander verbunden (Dipolpfade) (aus: [25])

analysierten Dipolpfade zwar in der Nähe der nachgewiesenen Läsion, aber die einzelnen Dipole waren nur unabhängig von ihrer Abfolge im Dipolpfad dicht neben der Läsion konzentriert, da einige Dipole der Pfade auch deutlich weiter entfernt waren. Es entstanden typische Zick-Zack-Linien.

Dieses Zick-Zack-Muster ließ uns vermuten, daß es einerseits durch eine multiple pathologische Aktivität, und andererseits durch die immer auch mehr oder weniger vorhandene Hintergrundaktivität bewirkt sein könnte. Dies wurde dadurch unterstützt, daß wir bei reiner Alpha-Aktivität Dipolverlagerungen bis zu 4 cm fanden [9]. Den Hauptanteil der Hintergrund-Aktivität, die Alphawellen versuchten wir durch eine digitale Filterung mit einer oberen Grenzfrequenz nicht höher als 6 Hz zu vermindern, und dadurch, daß wir

den Alpha-Blockierungseffekt benutzten, und bei geöffneten Augen der Patienten ableiteten.
Darüber hinaus haben wir zur Trennung der fokalen von der Hintergrund-Aktivität erstmalig ein Verfahren zur raumbezogenen Mittelwertbildung benutzt, die „Dipol-Dichte-Darstellung" (Dipole-Density-Plot = DDP) [26, 30]. Die DDP extrahiert während der Analysezeit (z.B. 60 s) die Konzentration der Dipole im Bereich der abnormen fokalen Aktivität. Der Effekt der Konzentration kann beeinflußt werden durch: 1. Filtern, 2. Signal-/Rausch-Verhältnis, 3. Größe der Raumeinheit (voxel), 4. Dipol-Dichte in einer Raumeinheit. Dabei wird – ähnlich wie bei der Computer-Tomographie – der Dichtewert in einer Raumeinheit bestimmt. Der Konzentrationseffekt ist ganz deutlich im Vergleich zur einfachen, nicht durch ein Mittelungsverfahren bearbeiteten, Darstellung von Dipolpfaden zu erkennen (vgl. Abb. 3 und 4).
Abbildung 4 zeigt ein Beispiel der DDP. Grundsätzlich ist die DDP auch bei epileptischer Aktivität einsetzbar, vor allem bei der die Spikeaktivität oft begleitenden langsamen Tätigkeit. Bei interiktualer Spikeaktivität ist schon von Sato [19, 20] in einer Art Vorstufe der DDP (ohne Mittelungsverfahren), ein „scatter plot", benutzt worden, um die Zone der Spikeaktivität bei 37-Kanal-Ableitungen zu

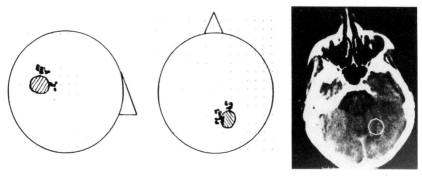

Abb. 4. 37-Kanal-MEG-Ableitung (Siemens KRENIKON®). Darstellung fokaler langsamer magnetischer Hirnaktivität mit Hilfe der Dipol-Dichte-Darstellung (DDP), jeweils in die zur Berechnung benötigte Kugel als Punkte eingetragen und rechts genaue Markierung als Kreis im Computer-Tomographie (CT) Schnitt. Occipito/medialer Hirninfarkt rechts (im Schema gestrichelt) bei einem 61-jährigen Patienten (UCA) mit Gesichtsfeldausfall; Analysezeit: 60 sec; Bandpaßfilterung: 1,0 bis 3,5 Hz; minimales Signal/Rausch-Verhältnis 2,3; Seitenlänge der Raumeinheit; 1 cm: minimale Dipoldichte in einer Raumeinheit: 15

zeigen. Die DDP würde hier eine weitere Akzentierung bringen können.
Der nächste Schritt ist die Anwendung von Mehrdipol-Modellen. Wir haben damit begonnen die Alpha-Aktivität als Modell zu benutzen. Dabei zeigten erste Ergebnisse unter Verwendung der Faktoren-Analyse plausiblerweise die Lokalisation zweier beidseits okzipital liegender Alphawellen-Haupt-Komponenten [9].
Nach diesen Untersuchungen erscheint somit auch die genaue Lokalisierung fokaler funktioneller elektrischer Läsionen möglich, wenn Hinweise auf morphologische Läsionen fehlen. Da der Anschaffungspreis einer Biomagnetismus-Anlage zur Zeit jedoch noch recht hoch ist, ist der MEG-Einsatz auch nur bei diesen Fällen von Vorteil. Zu diesen rein funktionellen Läsionen gehört ein Teil von epileptischen Herden und transitorisch ischämische Attacken (TIA), bei denen definitonsgemäß keine morphologische Läsion vorhanden ist.
So konnte unsere Gruppe erstmalig sowohl mit Hilfe des Einkanal- als auch des Vielkanalgerätes funktionelle Läsionen bei transitorisch ischämischen Attacken (TIA) lokalisieren [25, 27]. Hierdurch ist eine Möglichkeit eröffnet, eine weitere Folge von Hirnembolien nachzuweisen, nämlich klinisch stumm verlaufende TIA, entsprechend klinisch stumm verlaufenden Hirninfarkten. Dadurch ergäbe sich ein weiterer Indikations-Bereich zur prophylaktischen Behandlung von Emboliequellen bei der Schlaganfall-Prophylaxe [25]. Hier müssen weitere klinische Relevanzprüfungen zeigen, wie verläßlich klinisch stumme TIA durch das MEG entdeckbar und ortbar sind.
Der zweite erfolgversprechende Einsatz des MEG in der klinischen Diagnostik ist im Rahmen der prächirurgischen Diagnostik bei Epilepsiepatienten gegeben. Hier waren rein funktionelle Epilepsieherde schließlich nur durch invasive Methoden (Positronen-Emmissions-Tomographie (PET); Tiefen- und epikortikale Elektroden) vor einer Operation genau zu orten. Daher lag ein Schwergewicht der MEG-Untersuchungen bisher bei diesen Fällen mit dem Ziel diese invasiven Methoden durch das MEG ersetzen zu können.
Wegen der methodischen Schwierigkeiten, mit Ein- und Wenigkanal-MEG-Geräten, Anfälle zu registrieren (sehr lange Ableitezeit beim Warten auf Anfälle), wurde bisher fast nur die interiktuale Spikeaktivität untersucht [1, 2, 15, 16, 18, 23, 24, 28, 29]. Da jedoch für eine chirurgische Therapie von Epilepsien die Lokalisation des

Anfallbeginns der iktualen epileptogenen Zone entscheidend ist [8], ist die Ortung der interiktualen Aktivität weniger bedeutend. Mit einem Einkanalgerät wurde bisher jedoch nur einmal iktuale Aktivität zur Lokalisierung der fokalen Quelle untersucht, und zwar wurden an 4 Patienten in mühevoller Arbeit vom Beginn vieler nacheinander zu registrierender Anfälle MEG-Isokonturkarten hergestellt und nur bei einem dieser Fälle MEG Dipole bestimmt. Dabei ergaben sich Übereinstimmungen mit intrazerebral abgeleiteten Potentialen [22]. Aber auch mit den jetzt zur Verfügung stehenden echten Vielkanalgeräten (37 Kanäle) wurden bisher nur interiktuale Dipolbestimmungen vorgestellt [19, 24]. Der Grund liegt bei methodischen Problemen, daß nämlich beim Warten auf den Anfall der Patient mit seinem Kopf ununterbrochen in einer genau zu den Meßspulen fixierten Lage verharren muß. Man kann zwar Pausen vorsehen, aber erfahrungsgemäß ist die fixierte Lage meist nicht länger als eine Stunde zu ertragen. Jedenfalls ist das Warten auf einen Anfall für den Patienten deutlich unbequemer als die elektrische Registrierung, wenn es sich auch dabei um die gefährlichere invasive Technik handelt, die im Rahmen der prächirurgischen Diagnostik bei rund 80 % erforderlich ist [7]. So müssen erst weitere klinische Relevanzprüfungen zeigen, wie weit das MEG invasives Vorgehen ersetzen kann.

Zusammenfassung

Mit der Magnetoenzephalographie (MEG) ist abnorme fokale elektrische Hirnaktivität dreidimensional zu orten. Validierungen gegenüber morphologisch nachgewiesenen Hirnläsionen haben verdeutlicht, daß der Einsatz bei rein funktionellen Störungen gerechtfertigt ist. Bei der Quellenlokalisation ist einerseits die Trennung von Hintergrund- und von pathologischer Aktivität wichtig. Hierzu wurde eine neue Technik, die Dipol-Dichte-Darstellung empfohlen. Andererseits muß mit dem Mehrdipolmodell oder der Stromdichteverteilung das Vorhandensein mehrerer pathologischer Quellen erfaßbar werden. Weitere Validierungs- und Relevanzuntersuchungen sind erforderlich.
Das eigentliche klinische Einsatzgebiet des MEG liegt bei rein funktionellen elektrischen Hirnaktivitäts-Störungen. Hierzu gehören im Rahmen der prächirurgischen Diagnostik bei Epilepsiekranken die Ortung von Epilepsieherden und im Rahmen der Schlagan-

fallprophylaxe die Ortung von klinisch stummen transitorisch ischämischen Attacken (TIA). Bei beiden Gebieten sind weitere Relevanzprüfungen erforderlich, um die klinische Einsatzfähigkeit des MEG einordnen zu können.

Literatur

1. Barth, D. S., W. Sutherling, J. Engel Jr., J. Beatty: Neuromagnetic localization of epileptiform spike activity in the human brain. Science 218 (1982), 891–894
2. Barth, D. S., W. Sutherling, J. Engel Jr., J. Beatty: Neuromagnetic evidence of spatially distributed sources underlying epileptiform spikes in the human brain. Science 223 (1984), 293–296
3. Chapman, R. M., G. L. Romani, S. Barbanera, R. Leoni, I. Modena, G. B. Ricci, F. Campitelli: SQUID instumentation and the relative covariance for magnetic 3D localization of pathological cerebral sources. Lett. Nuovo Cimento (2) 38 (1983), 549–554
4. Clarke, C. J. S., A. A. Ioannides, J. P. R. Bolton: Localized and distributed source solutions for the biomagnetic inverse problem I. In: Williamson, S. J., M. Hoke, G. Stroink, M. Kotani (Herausg.): Advances in Biomagnetism. Plenum Press, New York, London (1989), 587–590
5. Cohen, D.: Magnetoencephalography: detection of the brains's electrical activity with a superconducting magnetometer. Science 175 (1972), 664–666
6. Cohen, D., B. N. Cuffin, K. Yunokucki, R. Maniewski, C. Purcell, G. R. Cosgrove, J. Ives, J. G. Kennedy, D. L. Schomer: MEG versus EEG localization test using implanted sources in the human brain. Ann. Neurol. 28 (1990), 811–817
7. Crandall, P. H., L. D. Cahan, W. Sutherling, J. Engel Jr., R. Rausch: Surgery for intractable complex partial epilepsy. In: Porther, R. J., P. L. Morselli (Herausg.): The Epilepsies. Butterworths, London Boston (1985), 307–321
8. Engel jr. J.: The role of neuroimaging in the surgical treatment of epilepsy. Acta Neurol. Scand. 78, Suppl. 117 (1988), 84–89
9. Grummich, P., Vieth, J., Kober, H.: Magnetic fields of the brain analysed by multiple dipole approach using factor analysis. Clinical Physics and Physiological Measurement (im Druck)
10. Gudden, F., H. E. Hoenig, H. Reichenberger, R. Schittenhelm, S. Schneider: Ein Vielkanalsystem zur biomagnetischen Diagnostik in Neurologie und Kardiologie: Prinzip, Methode und erste Ergebnisse. Elektromedica 57 (1989), 2–7
11. Ioannides, A. A., J. P. R. Bolton, R. Hasson, C. J. S. Clarke: Localized and distributed source solutions for the biomagnetic inverse problem II. In: Williamson, S. J., M. Hoke, G. Stroink, M. Kotani (Herausg.): Advances in Biomagnetism. Plenum Press, New York, London (1989), 591–594

12. Peters, M., J. de Munck: On the forward and the inverse problem for EEG and MEG. In: Grandori, F., M. Hoke, G. L. Romani (Herausg.): Auditory evoked fields and electric potentials, Advances in Audiology, Karger, Basel (1990), 70–102
13. Okada, Y. C.: Recent developments on the physiological basis of magnetoencephalography (MEG). In: Williamson, S. J., M. Hoke, G. Stroink, M. Kotani (Herausg.): Advances in Biomagnetism. Plenum Press, New York, London (1989), 273–278
14. Ricci, G. B.: Magnetoencephalography. In: Wada J. A., E. J. Ellingson (Herausg.). Clinical Neurophysiology of Epilepsy, EEG Handbook (rev. Series) Vol. 4. Elsevier Publishers B. V., Amsterdam, New York, Oxford (1990), 185–205
15. Ricci, G. B., R. M. Chapman, S. N. Erne, L. Narici, M. Peresson, V. Pizella, G. L. Romani, G. Toriolli, M. Cilli: Neuromagnetic topography of photoconvulsive response in man. Electroenceph. clin. Neurophysiol. 75 (1990), 1–12
16. Ricci, G. B., G. L. Romani, C. Salustri, V. Pizella, G. Toriolli, S. Buonomo, M. Peresson, I. Modena: Study of focal epilepsy by multichannel neuromagnetic measurements. Electroenceph. clin. Neurophysio. 66 (1987), 358–368
17. Romani, G. L., S. J. Williamson, L. Kaufman: Tonotopic organization of the human auditory cortex. Science 216 (1982), 1339–1340
18. Rose D. F., S. Sato, P. D. Smith, R. J. Porter, W. H. Theodore, W. Friauf, R. Bonner, B. Jabbari: Localization of magnetic interictal discharges in temporal lobe epilepsy. Ann. Neurol. 22 (1987), 348–354
19. Sato, S.: Localization of epileptiform activity. In: Bachmann, K., H. Stefan, J. Vieth (Herausg.): Multichannel biomagnetic recording. Springer, Berlin, Heidelberg, New York (im Druck)
20. Sato, S., M. Buchanan, M. Balish, S. Robinson, P. Connaughton, C. Kufta, K. Reese: Localization of epileptiform discharges with a 37-channel magnetometer. Epilepsia 31 (1990), 689
21. Smith D. B., R. D. Sidman, H. Flanigin, J. Henke, D. Labiner: A reliable method for for localizing deep intracranial sources of the EEG. Neurology 35 (1985), 1702–1707
22. Sutherling W. W., D. S. Barth: Neocortical propagation in temporal lobe spike foci on magnetoencephalography and electroencephalography. Ann Neurol. 25 (1989), 373–381
23. Sutherling, W. W., P. H. Crandall, L. D. Cahan, S. S. Barth: The magnetic field of epileptic spikes agrees with intracranial localizations in complex partial seizures. Neurology 38 (1988), 778–786
24. Stefan, H., S. Schneider, K. Abraham-Fuchs, J. Bauer, H. Feistel, G. Pawlik, U. Neubauer, G. Röhrlein, W. J. Huk: Magnetic source localization in focal epilepsy. Brain 113 (1990), 1347–1359
25. Vieth, J.: Magnetoencephalography in the study of stroke (cerebrovascular accident). In: Sato, S. (Herausg.): Advances in Neurology, Vol. 54, Raven Press New York (1990), 261–269

26. Vieth, J.: State of the multichannel magnetoencephalography. Biomed. Technik 35, Suppl. 3 (1990), 146–149
27. Vieth, J.: Comparison of single-channel and multi-channel MEG recordings. In: Maurer, K. (Herausg.): Imaging of the Brain in Psychiatry and Related Fields. Springer, Berlin Heidelberg New York (im Druck)
28. Vieth, J., P. Schüler: Die Magnetoenzephalographie und ihre Möglichkeiten. In: Stefan, H. (Herausg.): Präoperative Diagnostik für die Epilepsiechirurgie. Springer, Berlin, Heidelberg, New York (1989), 63–74
29. Vieth, J., H. Stefan, C. Meyer, D. Hauck, P. Schüler: Herdbefunde in MEG und EEG. In: Speckmann, E. J., D. G. Palm (Herausg.): Epilepsie 87, Einhorn-Presse Verlag, Reinbek (1988) 394–398
30. Vieth, J., P. Grummich, G. Sack, H, Kober, S. Schneider, K. Abraham-Fuchs, U. Kerber, O. Ganslandt, T. Schmidt: Three dimensional loacalization of the pathological area in cerebrovascular accidents with multichannel magnetoencephalography. Biomed. Technik 35, Suppl. 2 (1990), 238–239
31. Vieth, J., G. Sack, P. Grummich, P. Schüler, S. Schneider, K. Abraham-Fuchs, H. Kober, S. von Harsdorf, U. Kerber, D. Luthin: Areas of pathological activity localized by single- and by Multi-channel MEG. Electroenceph. Clin. Neurophysiol. 75 (1990), S158–S159
32. Williamson, S. J., L. Kaufman: Magnetic fields of the cerebral cortex. In: Erne, S. J., H. D. Hahlbohm, H. Lübbig (Herausg.): Biomagnetism. Walter der Gruyter, Berlin, New York (1981) 353–402
33. Williamson, S. J., M. Hoke, G. Stroink, M. Kotani (Herausg.): Advances in Biomagnetism. Plenum Press, New York, London (1989)
34. Wikswo, J. P., W. P. Henry, R. N. Friedman, A. W. Kilroy, R. S. Wijesinghe, J. M van Egeraat, M. A. Milek: Intraoperative recording of the magnetic field of a human nerve. In: Williamson, S. J., M. Hoke, G. Stroink, M. Kotani (Herausg.): Advances in Biomagnetism. Plenum Press, New York, London (1989) 137–140
35. Yamamoto, T., S. J. Williamson, L. Kaufman, C. Nicholson, R. Llinas: Magnetic localization of neuronal activity in the brain. Proc. Nat. Acad. Sci. (1988) 8732–8736
36. Zimmerman, J. E., P. Thiene, J. T. Harding: Design and operation of stable rf-biased superconducting point contact quantum device, a note on the properties of perfectly clean metal contacts. J. Appl. Physics 41 (1970) 1572–1580
37. Hari, R., M. Hämäläinen, R. Jlmoniemi, O. V. Lounasma: MEG versus EEG localization test. Letter to the Editor. Anm. Neurol. (im Druck).

Labordiagnostik zur Therapieüberwachung und zur Anfallsdiagnostik

H. Fichsel

Einleitung

Die antikonvulsive Therapie unserer epileptischen Patienten bedarf einer sorgfältigen Überwachung, handelt es sich doch in der Regel um eine Langzeitbehandlung über viele Jahre, wenn nicht gar um eine Dauertherapie.
Da diese segensreiche Therapie – wie die meisten Pharmakotherapien – neben der erwünschten Wirkung auch unerwünschte Wirkungen hervorrufen kann, erfordert die Betreuung epileptischer Patienten alles zu unternehmen, um solche unerwünschten Effekte frühzeitig zu erkennen und ihnen – wenn erforderlich – entgegenzuwirken.
Im Rahmen dieser Therapieüberwachung gilt es, auf klinische Symptome und Veränderungen von Laborparametern zu achten, die uns unerwünschte Therapieeffekte anzuzeigen vermögen. In meinem Referat werde ich mich ausschließlich mit diesen Laborparametern befassen. Ich möchte Ihnen darstellen, welche Untersuchungen für eine verantwortungsvolle Therapieführung unumgänglich nötig, welche wünschenswert und welche Untersuchungen möglicherweise unnötig sind.
Abschließend werde ich mich kurz mit der Frage des Einsatzes von Laborparametern bei der Anfallsdiagnostik befassen.
Seit es möglich geworden ist, die Serum-Konzentrationen der Antikonvulsiva zu bestimmen, nimmt die Ermittlung der sogenannten *Serumspiegel* einen bedeutenden Raum in der Epilepsiebehandlung ein. Voraussetzung ist dabei die Vorstellung, daß es über längere Zeit hin zu einem Gleichgewicht der Antikonvulsivakonzentration am Wirkungsort und im Plasma bzw. Serum kommt. Weiter geht man davon aus, daß ein Zusammenhang zwischen der Wirkung der Antikonvulsiva und ihrer Konzentration am Wirkungsort besteht. Bei dem Einsatz der Serumspiegelbestimmungen, deren

einzelne Methoden hier nicht besprochen werden sollen, ist die Kenntnis bestimmter pharmakokinetischer Tatsachen erforderlich. Da die einzelnen Antikonvulsiva unterschiedliche Eigenschaften hinsichtlich Resorption, Bioverfügbarkeit, Metabolisierung und Ausscheidung besitzen, sollte der behandelnde Arzt für jedes einzelne von ihnen die *Halbwertszeit* kennen, das ist die Zeit, die bis zum Absinken des Plasmaspiegels auf die Hälfte des maximalen Wertes nach der letzten Medikamenteneinnahme vergeht, weiter die *Zeit, die bis zur Erreichung des Steady-States (Fließgleichgewichtes)* verstreicht; das ist das Erreichen eines konstanten Plasmaspiegels als Folge des Gleichgewichtes zwischen Medikamenteneinnahme und Medikamentenabbau; und schließlich die *therapeutische Plasmakonzentration*. In Tabelle 1 sind diese Eigenschaften der wichtigsten Antikonvulsiva aufgeführt. Sie sind für die einzelnen Substanzen recht unterschiedlich, variieren nicht nur inter- und auch intraindividuell, sondern auch in Abhängigkeit vom Alter. Bei Kombinationsbehandlungen kommt die gegenseitige Beeinflussung der Antikonvulsiva hinzu (Tabelle 2).

Die *Bestimmung der Blutspiegel der Antikonvulsiva* ist indiziert

1. bei unzureichender Wirkung der Medikamente,
2. bei Verdacht auf eine Intoxikation durch Antikonvulsiva,
3. bei Patienten, bei denen eine Änderung der Pharmakokinetik vermutet werden kann.

Der Zeitpunkt der Blutentnahme für die Spiegelbestimmung ergibt sich aus der Fragestellung, die mit dieser Bestimmung beantwortet werden soll.
Bei fehlender Anfallsfreiheit sollte die Bestimmung möglichst kurz nach einem Anfall erfolgen, um feststellen zu können, unter welcher Antikonvulsivakonzentration er auftrat. Besteht der Verdacht auf eine Intoxikation, sollte die Blutspiegelbestimmung möglichst während des Auftretens der Symptome vorgenommen werden.
Hat ein Antikonvulsivum, dessen Plasmakonzentration bestimmt werden soll, eine kurze Halbwertszeit, sollte die Blutentnahme vor der Morgendosis erfolgen, um den niedrigsten Tageswert zu ermitteln, weniger wichtig ist der Entnahmezeitpunkt bei Antikonvulsiva langer Halbwertszeit.
Bei Antikonvulsiva mit stark schwankendem Tagesserumspiegel ist auch gegebenenfalls ein *Tagesprofil* nützlich, da nicht selten doch im

Tabelle 1. Klinisch-pharmakologische Daten der wichtigsten Antikonvulsiva

	Halbwertszeit Stunden	Gleichgewichtszustand in Tagen	Therapeutischer Bereich µg/ml	Toxischer Bereich µg/ml
Phenobarbital	50–120	14–21	10–40	>50
Primidon Prim	10–12	2–4	5–12	>15
Pb	50–120	14–21	10–40	>50
Phenytoin	10–40	5–14	5–20	>20
Carbamazepin	20–40	4–6	4–12	>10–15
Valproat	12–16	3–4	50–100	>120
Ethosuximid	30–40	4–8	40–100	>100

Tabelle 2. Interaktionen bei Kombinationsbehandlungen

Phenobarbital	Phenytoin	↑ ↓
	Carbamazepin	↓
	Valproat	↓
Primidon	Carbamazepin	↓
Phenytoin	Phenobarbital	↑ ↓
	Primidon	↑
	Carbamazepin	↓
	Valproat	↓
Carbamazepin	Phenytoin	↓
	Valproat	↓
Valproat	Phenobarbital	↑
	Carbamazepin	↓
	Phenytoin	↑ ↓
Ethosuximid	Phenytoin	↑

Tagesverlauf recht hohe Konzentrationen erreicht werden können, obwohl z.B. eine Bestimmung vor der Morgendosis sehr niedrige Werte ergibt (z.B. Valproat).

In der Tabelle 3 sind die Indikationen zur Blutspiegelbestimmung aufgeführt, sie lehnt sich an die Vorschläge von Schmidt an [15]. Ganz allgemein muß gesagt werden, daß bei einer optimalen Dosis

Tabelle 3. Indikationen zur Blutspiegelbestimmung der Antikonvulsiva

1. Unzureichende Wirkung der Medikamente
   Ermittelung einer optimalen Dosierung
   Vermeidung von Unterdosierungen
   Zweifel in die Zuverlässigkeit der Medikamenteneinnahme
   Ermittlung einer Therapieresistenz
2. Verdacht auf eine Intoxikation durch Antikonvulsiva
   Aufklärung unklarer Beschwerden
   Frühzeitiges Erkennen bzw. Verhinderung einer Intoxikation (z.b. Blutspiegelbestimmungen bei Phenytoinmedikation)
3. Vermutung einer Änderung der Pharmakokinetik
   Besonderheiten bestimmter Altersstufen
   (Neugeborenen-, Kinder- und Jugendlichenalter, alte Menschen)
   Gravidität
   Zusätzliche Erkrankungen
   (gastroenterologische und nephrologische Erkrankungen, endokrine Störungen – z.B. Hyperthyreose)
   Erkennung von Interaktionen bei Kombinationsbehandlungen

und erreichter Anfallsfreiheit die Bestimmung des Blutspiegels der Antikonvulsiva nicht notwendig ist, ebenso wie sie umgekehrt bei allen Patienten angezeigt ist, die das erstrebte Therapieziel noch nicht erreicht haben, vor allem auch bei Patienten unter Phenytoin.

Bei der Beurteilung der Blutspiegel muß beachtet werden, daß der Begriff des therapeutischen Bereiches der Plasmakonzentrationen nur ein statistischer Begriff ist und nicht überbewertet werden darf. Nicht wenige Patienten sind bereits bei Blutspiegeln unterhalb dieses Bereiches anfallsfrei und es sollte keinesfalls bei diesen Patienten nur aufgrund dieser niedrigen Blutspiegel die Dosis erhöht werden.

Schließlich sollte bedacht werden, daß die Blutspiegel nicht bei allen Antikonvulsiva gleich aufschlußreich sind, so bestehen z.B. gute Korrelationen zwischen Blutspiegel, Dosis und therapeutischem Effekt bei Carbamazepin, Phenobarbital und Phenytoin, weniger dagegen bei Ethosuximid und Clonazepam. Besonders große Schwankungen des Tagesprofils bestehen – wie schon bereits erwähnt – beim Valproat; der Morgenwert vor Tabletteneinnahme ergibt hier zumindest wenigstens brauchbare Hinweise auf die Plasmakonzentration.

Unter Beachtung dieser Aspekte ist bei gezielter Indikation und abwägender Interpretation im klinischen Zusammenhang die Bestimmung der Antikonvulsivaplasmakonzentrationen eine Methode, die bei Therapieproblemen die Effizienz dieser Behandlung erhöhen kann.

Die Fülle der in den zurückliegenden Jahrzehnten beschriebenen *unerwünschten* Nebeneffekte der Antikonvulsiva könnten zu der Annahme verführen, man sei während einer solchen Dauertherapie zu einer Unzahl von Kontrolluntersuchungen gezwungen. Erfreulicherweise ist das nicht der Fall, sondern unsere Überwachungsuntersuchungen können sich entweder wegen der Seltenheit der Nebenwirkungen oder wegen deren klinischer Irrelevanz auf einige wenige Parameter konzentrieren, auf die hier eingehender eingegangen werden soll.

Neben den selbstverständlichen Kontrollen (Tabelle 4) von *Blutbild* und *Harnbefund* sollte unser Augenmerk – vor allem bei kindlichen Epileptikern – auf den *Calcium-* und *Vitamin D-Stoffwechsel* gerichtet sein, da seit den Untersuchungen von Kruse u.a. [11, 12] vor über 20 Jahren das Auftreten von Rachitiden bei antikonvulsiv behandelten Kindern und Jugendlichen bzw. einer Osteomalazie bei epileptischen Erwachsenen bekannt ist. Bei Kindern ist mit einer Rachitisinzidenz von 5% zu rechnen, während die Häufigkeit der Osteomalazie bei antikonvulsiv behandelten Erwachsenen etwas niedriger

Tabelle 4. Therapiekontrolle

Regelmäßig zu kontrollierende Laborparameter	Bei Bedarf zu ermittelnde Laborparameter
Blutbild (einschließlich Thrombozyten) Harnbefund Serum-Calcium	Vitamin-D-Metabolite
Anorg. Phosphat i. Serum Alkalische Phosphatase i. Serum GGT i. Serum GPT i. Serum GOT i. Serum	
	LAP i. Serum Ammoniak Gerinnungsfaktoren (Fibrinogen) Hormonbestimmungen (z.B. T_4, TSH)

zu sein scheint (1 bis 5%). Es empfiehlt sich daher bei Kindern in halbjährlichen Abständen, bei Erwachsenen in jährlichen Abständen, die *Serumcalciumkonzentration,* die Konzentration des *anorganischen Phosphates* und die Serumaktivität der *alkalischen Phosphatase* zu bestimmen, ist doch bei 20 bis 25% der Patienten eine leichte Hypocalcaemie, Hypophosphataemie und eine Erhöhung der alkalischen Phosphatase zu erwarten. Der Klinik vorbehalten sind bei Verdacht auf eine Osteopathie unter Antikonvulsiva die Untersuchungen der den Calciumstoffwechsel regulierenden Hormone, wie 25 Hydroxycholecalciferol und 1,25-Dihydroxycholecalciferol, Parathormon und gegebenenfalls Calcitonin.

In jedem Falle sollte bei dem Auftreten einer Hypocalcaemie verbunden mit einer Erhöhung der alkalischen Phosphatase eine Röntgenaufnahme der Handwurzel durchgeführt werden.

Diese Veränderungen des Calcium- und Mineralstoffwechsels werden bevorzugt unter Phenytoin, Primidon, Phenobarbital und Carbamazepin beobachtet, wesentlich seltener bei Valproat und Ethosuximid.

In zweiter Linie sollte unser Augenmerk auf die möglichen Veränderungen der sogenannten *Leberenzyme* gerichtet sein.

Unbehandelte sonst gesunde Patienten mit Epilepsie zeigen normale Serumaktivitäten der Leberenzyme. Unter antikonvulsiver Dauertherapie werden jedoch bei einer großen Zahl der Patienten Erhöhungen der Leberenzymaktivitäten gefunden [6, 13, 14].

Bei nahezu 90% antikonvulsiv behandelter Patienten werden erhöhte *Gammaglutamyltransferaseaktivitäten* (GGT) gefunden, die nach allgemeiner Meinung auf eine antikonvulsivabedingte Enzyminduktion zurückgeführt werden müssen und nicht Ausdruck einer Cholostase oder einer Leberschädigung sind (Tabelle 5).

Bei einem wesentlich geringeren Prozentsatz der Patienten ist mit einer Steigerung der *Serumaktivitäten von GPT, GOT und LAP* zu rechnen. Ist diese Aktivitätssteigerung gering, ist sie gemeinsam mit einer Erhöhung der Gamma-GT-Erhöhung als ein Adaptationsmechanismus unter der antikonvulsiven Therapie zu deuten, bei stärkeren Aktivitätsanstiegen über 50 bis 100 IU für die GPT und GOT müssen interkurrente Lebererkrankungen oder eine beginnende toxische Leberschädigung ausgeschlossen werden.

Daher empfiehlt sich die Bestimmung der Leberenzyme bei jeder Vorstellung in viertel- oder halbjährlichen Abständen. Diese Forde-

Tabelle 5. Veränderungen einiger Serumenzymaktivitäten, der Cholesterinserumkonzentration und des Thymoltestes unter antikonvulsiver Behandlung

	n	GOT U/l	GPT U/l	LAP U/l	GGT U/l	AP U/l	Thymol E	Cholesterin mg/100 ml
Monotherapie								
Valproat	50	13,8 ± 6,1 xx	7,3 ± 8,7 0	16,5 ± 2,9 xxx	20,3 ± 21,4 x	57,9 ± 19,8 xx	1,9 ± 2,1 0	194,6 ± 38 0
Ethosuximid	20	9,0 ± 2,3 0	4,9 ± 1,8 0	14,5 ± 2,7 0	9,0 ± 4,7 0	51,5 ± 33,3 0	1,1 ± 0,7 0	203,7 ± 41 0
Primidon	153	10,5 ± 2,5 0	5,7 ± 2,4 0	15,5 ± 3,9 xx	23,2 ± 22,8 xx	64,6 ± 30 xxx	1,2 ± 1,2 0	188,8 ± 38 0
Phenytoin	30	10,1 ± 2,5 0	6,1 ± 2,8 0	14,0 ± 2,3 x	23,1 ± 15,4 xxx	61,8 ± 31,3 xx	0,9 ± 0,6 0	187,9 ± 34 0
Carbamazepin	53	9,7 ± 2,4 0	5,8 ± 2,6 0	16,4 ± 7,6 x	20,6 ± 21,8 xx	57,6 ± 31,4 x	1,8 ± 4,1 0	197 ± 44 0
Kombinations-therapie	95	11,5 ± 5,8 0	7,2 ± 3,7 0	16,3 ± 5,6 xx	34,7 ± 23,1 xxx	56,4 ± 26,3 xx	1,5 ± 1,9 0	200 ± 41 0
Kontrollen		10,7 ± 3,3	6,4 ± 2,5	13,0 ± 3,9	12,0 ± 11	38,0 ± 17,9	1,2 ± 0,8	190,4 ± 21

0 nicht signifikant; Wilcoxontest x p <0,05; xx p <0,01; xxx p <0,001

rung wird für das Kindesalter in letzter Zeit noch verschärft durch das Auftreten *tödlicher Leberschädigungen* unter Valproattherapie. Da in den USA in der Zeit von 1978 bis 1984 aufgrund der beobachteten tödlichen Leberkomplikationen unter Valproatkombinations- aber auch Monotherapie eine Häufigkeit solcher schwerwiegender Ereignisse von 1 Todesfall auf 10.000 Behandlungsfälle für alle Altersstufen gefunden wurde, aber für das frühe Kindesalter bis zum Ende des 2. Lebensjahres eine solche Häufigkeit von einem Todesfall auf nur 500 Behandlungsfälle, hatten sich die Neuropädiater entschlossen, eine Valproatmono- oder -kombinationsbehandlung in diesem Alter zu unterlassen [3]. Neuere Untersuchungen von Dreifuss und Mitarb. für die Jahre 1985 bis 86 lassen die Gefährdung wesentlich geringer erscheinen [4]. Trotzdem sollte in den ersten 2 bis 3 Lebensjahren eine Valproattherapie – wenn irgend möglich – unterbleiben, bis zum 6. bis 7. Lebensjahr nur bei klarer Indikationsstellung durchgeführt werden, während bei Jugendlichen und Erwachsenen keine besonderen Einschränkungen bestehen. Da die meisten tödlichen Leberkomplikationen im ersten halben Jahr der Valproatbehandlung beobachtet wurden, wird eine sorgfältige *14tägige Kontrolle* bis zum 6. Behandlungsmonat gefordert. Bei jeder dieser Kontrollen muß eine eingehende klinische Untersuchung und eine sorgfältige Anamneseerhebung erfolgen, kündigen sich derartige schwerwiegende Komplikationen nicht selten durch eine zunehmende Abneigung gegen das Medikament, eine Apathie und schließlich lokalisierte und generalisierte Ödeme an. Es sollten bei diesen Kindern und Jugendlichen Bilirubin, der Quickwert, Fibrinogen, Gesamteiweiß und die Leberenzyme bestimmt werden. Einer Ammoniakerhöhung scheint die anfänglich vermutete prognostische Bedeutung nicht zuzukommen, zumal diese Bestimmung mit gewissen technischen Schwierigkeiten behaftet ist.
Bei verdächtigen anamnestischen Angaben und auffälligen Leberparametern während der ersten 6 Behandlungsmonate bei Kindern sollte die Valproattherapie sofort beendet werden.
Zum Abschluß dieses Teiles meines Referates möchte ich noch kurz einige *Veränderungen im Hormonhaushalt* erwähnen, die zu gelegentlichen Kontrolluntersuchungen Anlaß geben sollten.
Bei Kindern und Jugendlichen aber auch Erwachsenen konnten in einem hohen Prozentsatz leichte bis ausgedehntere *Veränderungen des Schilddrüsenhormonsystems* [5, 7] bei allen bekannten Antikonvulsiva nachgewiesen werden. Der Anteil der betroffenen Patienten

und das Ausmaß dieser Veränderungen sind bei den einzelnen Antikonvulsiva unterschiedlich. Die Veränderungen sind gering bei der Valproatmonotherapie, ausgeprägter jedoch unter Phenytoin-, Primidon- und Carbamazepinmonotherapie sowie Antikonvulsivakombinationsbehandlung. Die Beeinflussung des Schilddrüsenhormonsystems besteht in Erniedrigungen der Serumkonzentration des Thyroxins, des Trijodthyronins und des proteingebundenen Jods, teilweise auch einer Herabsetzung der Konzentration des freien Thyroxins (Tabelle 6). Unter Carbamazepinmonotherapie und Kombinationsbehandlung ist mit einem *Anstieg des Gesamt-Cholesterins* zu rechnen. Abnorme TSH-Anstiege unter dem stimulierenden Einfluß des TRH sind nur in 8 bis 10 % aller Patienten zu erwarten. Eine Dosisabhängigkeit der Veränderungen scheint bei Monotherapie mit Valproat, Phenytoin und Carbamazepin vorzuliegen.
Trotz dieser beschriebenen Beeinflussung des Schilddrüsenhormonsystems durch Antikonvulsiva ist nur in etwa 2 bis 3 % der behandelten Patienten mit dem Auftreten einer klinisch faßbaren Hypothyreose zu rechnen. Bei der Mehrzahl der Patienten wird offensichtlich trotz der bestehenden Veränderungen im Schilddrüsenhormonsystem die Euthyreose aufrechterhalten. Daraus ergibt sich nur für die Patienten die Notwendigkeit, T_4, T_3 und TSH zu bestimmen, bei denen klinische Symptome wie Haarausfall, Antriebsarmut, Obstipation und Gewichtszunahme an eine beginnende Hypothyreose denken lassen könnten, sonst sind Überprüfungen in ein- bis zweijährlichen Abständen ausreichend.

Die *Labordiagnostik* kann nur sehr mittelbar etwas zur Identifizierung *epileptischer Anfälle* beitragen. Im Säuglings- und Kindesalter müssen ohne Zweifel Anfälle bei Hypoglykämie und Hypocalcämie sowie Hypomagnesiämie von Anfällen bei kindlichen Epilepsien differenziert werden, da jene sich im phänomenologischen Ablauf nicht von diesen zu unterscheiden brauchen.
Nicht selten, vor allem wenn man keine Doppelbildaufzeichnungsmöglichkeit zur Verfügung hat, kann die Unterscheidung psychogener Anfälle von epileptischen Anfällen Schwierigkeiten bereiten. Man hatte gehofft, durch die Bestimmung geeigneter Enzyme oder Hormone hier einen Schritt weiter zu kommen. So wurden nach Grandmal-Anfällen für einige Tage vorübergehende Erhöhung der Serum-Kreatininphosphokinaseaktivität verbunden mit Steigerungen der LDH, GOT- und GPT-Aktivität beobachtet. Wegen der Inkonstanz dieser Veränderungen konnte die Bestimmung dieser

Tabelle 6. Veränderungen der Schilddrüsenhormone unter Antikonvulsiva-Therapie

	Kontrollen n = 30	Valproat n = 32	Phenobarbital n = 20	Phenytoin n = 32	Primidon n = 33	Carbamazepin n = 31	Kombinationsbehandlung n = 32
PBI (µg/100 ml)	5.4 ± 0.9	5.0 ± 1.3	5.2 ± 0.9	4.0 ± 0.8***	3.7 ± 0.9***	3.4 ± 0.8***	3.1 ± 0.9***
T_4 (µg/100 ml)	8.2 ± 1.8	7.1 ± 1.3**	6.3 ± 1.1*	6.3 ± 1.5**	6.2 ± 1.5**	5.1 ± 1.9***	5.2 ± 1.8***
FT_4 (ng/100 ml)	1.7 ± 0.3	1.6 ± 0.3	1.1 ± 0.4*	1.2 ± 0.5**	1.3 ± 0.5**	1.0 ± 0.3***	1.1 ± 0.3***
T_3 (ng/100 ml)	183.7 ± 28	160.3 ± 26*	136 ± 52*	159 ± 11**	180 ± 24	161 ± 17**	173 ± 30
TSH_{bas} (µU/l)	6.3 ± 1.8	6.0 ± 1.5	1.3 ± 0.8+	5.2 ± 1.3	4.6 ± 1.2**	5.6 ± 1.8	5.5 ± 1.5
$\triangle$ TSH (µU/l)	10.6 ± 6.6	11.6 ± 8.8	12.4 ± 3.6	13.9 ± 3.9	12.9 ± 10.8	12.2 ± 7.9	11.8 ± 5.3
Cholesterol (mg/100 ml)	172.5 ± 35	170.1 ± 33	181.8 ± 28	183 ± 37	180.2 ± 34	194 ± 34**	211.2 ± 44**

+ Doppel-Antigen RIA-Assay
Wilcoxontest: * p <0.05, ** p <0.01, *** p <0.001

Enzyme in der Differentialtypologie von Anfällen jedoch keinen festen Platz einnehmen. Der fehlende Nachweis einer postiktalen CPK-Erhöhung erlaubt nicht den Ausschluß einer Epilepsie, allerdings finden sich starke Anstiege der Serum-CPK überwiegend nach Grand-mal-Anfällen [1, 8, 17]. Ähnliches gilt ganz besonders auch für die Prolaktinbestimmung. Es ist bis heute nicht entschieden, ob es sich bei den Prolaktinerhöhungen nach Anfällen nicht doch nur um unspezifische Streßphänomene handelt, die nicht epilepsietypisch sein müssen. Normale postiktale Prolaktinserumkonzentrationen vermögen eine vorliegende Epilepsie nicht auszuschließen und sprechen gleichzeitig keineswegs eindeutig für die nicht epileptische Genese eines Anfalles. Andererseits macht allerdings ein starker postiktaler Prolaktinserumanstieg das Vorliegen einer Epilepsie wahrscheinlich [2, 9, 10, 16]. Der Einsatz der Prolaktinbestimmung in der Differentialtypologie epileptischer Anfälle ist nur sehr bedingt hilfreich.

Zusammenfassung

Lassen Sie mich zusammenfassen: Die Überwachung einer antiepileptischen Langzeitbehandlung sollte sich trotz der großen Zahl möglicher unerwünschter Nebeneffekte auf eine überschaubare Anzahl von Laborparametern konzentrieren, mit denen die häufigsten und schwerwiegendsten Nebeneffekte erfaßt werden können.

Zunächst gilt es, den Blutspiegel der Antikonvulsiva zu überwachen aber nur dann, wenn die Patienten unter einer ausreichenden Medikamentendosis nicht anfallsfrei geworden sind oder Symptome einer Intoxikation aufweisen.

Die Gefahr einer Störung des Calcium-Vitamin-D-Stoffwechsels vor allem im Kindes- und Jugendalter sollte zu regelmäßigen viertel- bis halbjährlichen Bestimmungen der Calciumkonzentration im Serum, des anorganischen Phosphates und der alkalischen Phosphatase Anlaß geben, die in größeren Abständen (jährlich) auch bei epileptischen Erwachsenen vorgenommen werden sollten.

Die Kontrolle der Leberenzyme deckt nur selten toxische Leberschädigungen auf, sollten aber bei jeder Vorstellung durchgeführt werden. Die Risiken der Valproattherapie im Kindesalter erfordert vor allem in den ersten 6 Behandlungsmonaten eine strenge, 14tägige Überwachung.

Mögliche Beeinträchtigungen des Schilddrüsenhormonsystems können in längerfristigen Kontrollen von T_4, T_3 und TSH erkannt werden. Weitergehende Untersuchungen sind nur bei gegebenem klinischem Verdacht angezeigt.

Die Bedeutung der Bestimmung der Serum-Kreatininphosphokinase und der Prolaktinkonzentration im Serum für die Anfallsdiagnostik ist nach wie vor umstritten.

Literatur

1. Chesson, F. L., E. J. Kasarskis, V. W. Small: Postictal elevation of serum creatine kinase level. Arch. Neurol. 40, 315–317 (1983)
2. Culebras, A., M. Miller, L. Bertram, J. Koch: Differential response of growth hormone, cortisol, and prolactin to seizures and stress. Epilepsia 28, 564–570 (1987)
3. Dreifuss, F. E., N. Santilli, D. H. Langer, K. P. Sweeney, K. A. Moline, K. B. Menander: Valproic acid hepatic tatalities: A retrospective review. Neurology 37, 379–385 (1987)
4. Dreifuss, F. E., D. H. Langer: Decreased incidence of valproate-associated hepatic fatality with proper patient selection. Presented at the American Academy of Neurology Anual Meeting, April 19, 1988, Poster Nr. 33
5. Fichsel, H., G. Knöpfle: Effects of anticonvulsant drugs on thyroid hormones in epileptic children. Epilepsia 19, 323–336 (1978)
6. Fichsel, H.: Veränderungen der Leberenzyme unter antikonvulsiver Mono- und Kombinationsbehandlung epileptischer Kinder. In: Epilepsie 1980, H. Remschmidt, R. Rentz, J. Jungmann (Hrsg.), Thieme, Stuttgart 1981, 148–151
7. Fichsel, H.: Einfluß von Antiepileptika auf die Hormonsysteme. Mschr. Kinderheilk. 132, 374–377 (1984)
8. Gloetzner, F. L., M. Planner, M. Gaab: Creatine kinase in serum after grand mal seizures. Eur. Neurol. 18, 399–404 (1979)
9. Graf, M., E. Tatzer, M. Weninger, C. Groh, F. Waldhauser, F. Rosenmayr, A. Lischka: Diskriminierung epileptischer und nichtepileptischer Anfälle mittels genormter Prolaktinuntersuchungen. Wien. Klin. Wschr. 100, 656–658 (1988)
10. Johansson, F., L. von Knorring: Changes in serum prolactin after eletroconvulsive and epileptic seizures. Eur. Arch. Psychiat. Neurol. Sci. 236, 312–318 (1987)
11. Kruse, R.: Osteopathien bei antiepileptischer Langzeitbehandlungzeittherapie. Mschr. Kinderheilk. 116, 378–380 (1968)
12. Kruse, R.: Osteopathien, Kalzium- und Vitamin D-Stoffwechselstörungen unter antiepileptischer Langzeitbehandlung
13. Richens, A.: Liver enzyme induction by antiepileptic drugs. In: Anticonvulsant drugs and enzyme induction. A. Richens, F. P. Woodford (Eds.), Elsevier, Amsterdam 1976, 3–12

14. Rosalki, S. B.: Plasma enzyme changes and their interpretation in patients receiving anticonvulsant and enzyme-inducing drugs. In: Anticonvulsant drugs and enzyme induction, A Richens, F. P. Woodford (Eds.). Elsevier, Amsterdam 1976, 27–35
15. Schmidt, D.: Behandlung der Epilepsien. 2. Aufl., Thieme, Stuttgart 1984, 33–41
16. Wyllie, E., H. Lüders, J. P. MacMillan, M. Gupta: Serum prolactin levels after epileptic seizures. Neurology 34, 1601–1604 (1984)
17. Wyllie, E., H. Lüders, C. Pippinger, F. Van Lente: Postictal serum creatine kinase in the diagnosis of seizures disorders. Arch. Neurol. 42, 123–126 (1985)

Diagnostik von Stoffwechseldefekten bei epileptischen Anfällen

F. Vassella

Epileptische Anfälle können unterschiedliche Ursachen haben: Infektion, Trauma, Hypoxie, Neoplasie oder Stoffwechselstörung. Die Stoffwechseldefekte, welche zu epileptischen Anfällen führen können, betreffen den gesamten Bereich des Metabolismus: Aminosäuren, organische Säuren, Harnstoffzyklus, Kohlenhydrate, Lipide, Porphyrine, Metalle und Elektrolyte. Bezogen auf die Zellkompartimente können die Störungen an der Zellmembran, im Cytosol, in den Lysosomen, in der Peroxisomen oder in den Mitochondrien liegen.
In den zahlreichen modernen Lehrbüchern über Stoffwechselstörungen findet man keine Antwort auf die Frage, wann man bei epileptischen Anfällen an einen metabolischen Defekt respektive an eine Störung der Homeostase denken muß. Auch in der Epilepsie-Literatur findet man aus klinisch-epileptologischer Sicht erstaunlich wenig zu diesem Thema [2, 3, 6, 7, 10, 11, 12]. Dieser Artikel bezweckt auf einige prinzipielle Aspekte der stoffwechselbedingten Anfälle aufmerksam zu machen, insbesondere die Frage zu beantworten: wann muß man in erster Linie an die Möglichkeit eines metabolischen Defektes denken? Besonders beim Neugeborenen stellt die Abklärung eines eventuellen metabolischen Defektes eine Notfallsituation dar, die man nur durch die sofortige Besprechung und enge Zusammenarbeit mit einem erfahrenen und idealerweise auch klinisch gebildeten Stoffwechselspezialisten rasch und effizient lösen kann.
Prinzipiell können zwei Formen von metabolischen Störungen unterschieden werden, die epileptische Anfälle auslösen können: *metabolische Homeostasestörungen* und *Stoffwechseldefekte im engeren Sinne*. Bei den Homeostasestörungen kommt es durch äußere Einwirkungen zu einer im Prinzip reversiblen, vorübergehenden Entgleisung des Stoffwechselgleichgewichtes und der epileptische Anfall wird den Gelegenheitsanfällen zugeordnet. Bei den Stoff-

wechseldefekten im engeren Sinne ist die Störung genetisch verankert und bleibend. Beispiele einer Homeostase-Störung sind hypoglykämische Anfälle beim jungen Frühgeborenen mit zu geringen Energiereserven, das zwar stoffwechselgesund ist, aber infolge Fasten im Rahmen eines viralen Infekts mit Erbrechen seine letzten Reserven verbrauchen mußte. Auch hypoglykämische Anfälle beim Diabetiker, der zuviel Insulin erhielt oder beim Patienten mit Inselzelladenom sind Folgen einer Homeostasestörung. Beispiele einer Stoffwechselstörung sind die durch Hypoglykämie ausgelösten epileptischen Anfälle bei einem Kind mit Fruktoseintoleranz oder mit einer Glykogenose.

Epileptische Anfälle im Rahmen einer akuten Homeostase-Störung

Die praktisch wichtigen Gruppen mit Entgleisung des Stoffwechselgleichgewichts sind in Tabelle 1. aufgezählt. Epileptische Anfälle im Rahmen einer Störung der Homeostase werden als Gelegenheitsanfälle bezeichnet [8].

Epileptische Anfälle als Symptom eines definierten Stoffwechseldefektes

Von den in der Tabelle 1 aufgezählten Hypoglykämie-Formen werden jene Hypoglykämien ausgeschlossen, welche der Ausdruck

Tabelle 1. Störungen der Stoffwechselhomeostase

Hypokalzaemien

Hyponatriaemie bei Wasserintoxikation
Hypernatriämie
   Hypernatriämische Dehydratation
   Iatrogen bei zu rascher Hypernatriämie-Korrektur
Hypoglykämien
   exogen ausgelöst (Medikamente, Insulin, Alkohol)
   Fasten bei fehlender Reserve (Neugeborene, Säuglinge)
   Endokrine Störungen (B-Zell-Adenom, Nesidioblastose)
   Nach Wachstumshormonmangel
   Leucinempfindliche Hypoglykämie
   Ketotische Hypoglykämie
   Idiopathische Hypoglykämien

eines chronisch oder akut dekompensierten angeborenen Stoffwechseldefektes sind: z.B. Fruktoseintoleranz, Fruktose-1,6-Diphosphatasemangel, Glykogenose Typ I und Typ III, Galaktosämie, Störungen im Bereich des Pyruvatdehydrogenasekomplexes oder der Pyruvatkarboxylase. Epileptische Anfälle bei definierten metabolischen Defekten werden in der Regel als symptomatische Anfälle als Folge des entsprechenden Stoffwechseldefektes bezeichnet.
Vom praktischen Standpunkt aus können zwei Unterformen unterschieden werden: epileptische Anfälle als Früh- oder als Spätsymptom. Sind die epileptischen Anfälle ein Spätsymptom so steht die Diagnose der metabolischen Störung meistens schon fest oder ist aus anderen Symptomen und aus dem Krankheitsverlauf zu vermuten. Dazu gehören die Spätstadien von Gangliosidosen, Leukodystrophien, Lipofuscinosen. Bei der infantilen metachromatischen Leukodystrophie kommen epileptische Anfälle nicht bei allen Patienten vor. Wenn ja, so meistens erst bei einem weit fortgeschrittenen Krankheitsstadium, in welchem der Patient die Gehfähigkeit längst verloren hat. Beim Morbus Tay-Sachs als Beispiel aus der Gruppe der GM2-Gangliosidosen können myoklonische Anfälle zwar recht früh beobachtet werden, aber doch in einem Stadium bei welchem ein Stillstand der psychomotorischen Entwicklung und eventuell auch Anomalien des Muskeltonus bereits nachweisbar sind. In der Regel läßt sich zu diesem Zeitpunkt am Augenfundus auch der für eine Lipidspeicherung charakteristische „kirschrote Flecken" feststellen.
Sehr viel größere diagnostische Schwierigkeiten bereiten jene Stoffwechseldefekte, welche frühzeitig zu rezidivierenden epileptischen Anfällen, d.h. zur „Epilepsie" führen, sodaß die eventuell zusätzlich vorhandenen Symptome der metabolischen Zerebropathie, wie Verzögerung oder Stillstand der psychomotorischen Entwicklung, Tonus- und Reflexanomalien oder Störungen der motorischen Koordination auch als direkte Folgen der epileptischen Anfälle und/oder einer zu hoch dosierten antiepileptischen Therapie interpretierbar wären.

Analyse von Stoffwechseldefekten mit epileptischen Anfällen

In Tabelle 2 werden die Daten von einigen Kindern mit definiertem Stoffwechseldefekt aufgeführt, die an der Universitätskinderklinik Bern abgeklärt wurden. Aus Vergleichsgründen werden in dieser

Tabelle auch einige Beispiele ohne epileptische Anfälle aufgeführt. In der Stoffwechselambulanz der Universitätskinderklinik Bern stellen die Stoffwechselstörungen ohne Epilepsie den unvergleichlich größeren Anteil dar.
Aus der Analyse der in Tabelle 2 aufgeführten Fälle sowie aus der Literatur [1–7] ergeben sich folgende Schlußfolgerungen:

Ein bestimmter, biochemisch definierter Defekt muß nicht unbedingt bei allen Merkmalsträgern zu epileptischen Anfällen führen. Aus Tabelle 2 ist ersichtlich, daß Patient 2, 3 und 4 eine Ahornsirupkrankheit haben, aber Patient 4 keine epileptischen Anfälle hatte. Dies gilt nicht nur für sporadische Fälle, die große interindividuelle Unterschiede des Gendefektes aufweisen können, sondern auch für familiär vorkommende metabolische Störungen, bei welchen der Enzymdefekt bei den betroffenen Geschwistern in der Regel identisch sein muß. (Fälle 13 und 14 sowie 15 und 16 sind Geschwister mit Laktazidose aber nur Patient 14 respektive 16 hatten epileptische Anfälle) Man muß daraus schließen, daß die Manifestation symptomatischer epileptischer Anfälle auch beim Vorhandensein einer ganz bestimmten metabolischen Störung nicht durch den Stoffwechseldefekt allein bedingt ist, sondern multifaktoriell sein muß.

Träger desselben Stoffwechseldefektes mit epileptischen Anfällen erleiden den ersten Anfall nicht unbedingt in einer identischen oder zumindest ähnlichen Altersstufe. Es ist aus der Tabelle 2 zu entnehmen, daß ein Kind mit Ahornsirup-Krankheit (Fall 3) neonatale Anfälle hatte, während ein anderes Kind (Fall 2) erst mit 2 Jahren generalisierte tonischklonische Anfälle erlitt. Fall 9 mit nichtketotischer Glycinencephalopathie war bis zum Alter von 3 Jahren anfallsfrei, während in der Literatur (6) Fälle beschrieben sind, die sich durch schwerste neonatale Krämpfe und anschließenden Übergang in ein Ohtahara-Syndrom respektive in das Syndrom der myoklonischen Frühenzephalopathie auszeichneten.

Träger desselben Stoffwechseldefektes mit epileptischen Anfällen haben nicht unbedingt identische Anfallstypen. Der Anfallstyp hängt offenbar nicht so sehr von der Art des Defektes sondern vielmehr vom Alter respektive vom Reifezustand des Gehirns ab. Fall 3 zeigte erratische tonische und klonische Neugeborenenkrämpfe während das Kind Nr. 2, ebenfalls mit Ahornsirupkrankheit, generalisierte tonisch-klonische Anfälle im Alter von 2 Jahren erlitt. So hatte beispielsweise Patient

Diagnostik von Stoffwechseldefekten   41

Tabelle 2. Kinder mit definiertem Stoffwechseldefekt. Beziehung zu epileptischen Manifestationen

Patient	Diagnose	Anfallstyp/Alter 1. Anf.	EEG	Klin. Besonderheiten
1.W.D.	PKU, unbehandelt	gen. ton-klon. 6j.	s/sw multifokal	MR, CP
2.G.A.	Ahornsirupkrankheit	gen. ton-klon. 2j.	s/sw multifokal	MR, CP
3.R.R.	Ahornsirupkrankheit	ton-klon. neonatal	sw/psw multifokal	MR, CP
4.H.A.	Ahornsirupkrankheit	keine epil. Anf.	normal	IQ = 90
5.S.J.	Argininbernsteinsäurekr.	ton-kon. neonatal	sw multifokal	MR, CP
6.S.K.	3-Methylcrotonyl-CoA	part. klon. neonatal	normal (neonatal),	Hypot. exitus
7.A.R.	Methylmalonazidämie	part. klon. 4j	langsame G.A.	MR, CP
8.Z.G.	Homozystinurie	keine epil. Anf.	normal	Astigmat.
9.D.A.	Nichtket.Hyperglyzinämie	part. ton-klon 3j	langsame G.A.	MR.,CP
10.S.M	Hyperprolinämie I	gen.ton-klon 1j	sw. gen.	MR,CP
11.W.J	Leucinsens. Hypoglyk.	gen.ton-klon 0.5j,	sw.gen,s temp.re	unauffällig
12.A.M.	Laktazidose	BNS 0.5j	Hypsarrhythmie	MR, CP
		Sturzanf. 2j gen.ton.klon	sw 1,5/sek, gen	
13.K.L.*	Laktazidose	keine epil. Anf.	langsame G.A.	unauffällig
14.K.E.*	Laktazidose	ton.klon.neonatal	langsame G.A.	MR.,CP
15.A.Cs+	Laktazidose	keine epil. Anf.	langsame G.A.	MR.,CP
16.A.Cr+	Laktazidose	gen ton.-klon.	sw re>li	Demenz mit 7 J.
17.B.D.	Menkes'sche Krankh.	gen. Myoklonien	sw multifokal	MR,CP,Kinky hair
18.H.A.	MCAD-Mangel	gen. tonisch 1j	langsame G.A.	unauffällig
19.M.D.	Acetoacetyl-CoA-Thiol.	gen.ton.klon. 2j	sw multifokal	MR, CP
20.V.R.	Metachrom.LD.,juv.	part. klon.-ton., 12j.	sw re>li	Demenz mit 7 J.

PKU = Phenylketonurie. s = Spikes sw = Spikes-waves psw = Polyspikes-waves MR = mentale Retardation CP = Zerebralparese MLD = metachromatische Leukodystrophie MCAD = medium-chain acyl-CoA Dehydrogenase;* = Geschwister, + = Geschwister; gen. = generalisiert; ton.klon = tonisch-klonisch; part. = partiell

A. M. mit Laktazidämie im Alter von 6 Monaten BNS-Krämpfe mit gen. Myoklonien und tonischen Anfällen und mit späterem Übergang in ein Lennox-Gastaut-Syndrom, während der Patient K. E. mit Laktazidämie lediglich erratische Neugeborenenkrämpfe zeigte.

Die epileptischen Anfälle bei metabolischen Defekten müssen nicht unbedingt generalisiert sein; sie können auch partiell sein. Beispiele hierfür sind die Fälle 6, 7, 9 aus Tabelle 2. In Anbetracht der Tatsache, daß der Stoffwechseldefekt und seine Folgen (z.B. Hypoglykämie) das ganze Gehirn treffen, ist das Vorkommen von partiellen Anfällen von speziellem Interesse und weist auf die Möglichkeit hin, daß unter Umständen nur besonders vulnerable zerebrale Bezirke epileptisch reagieren.

Auch bei den klinisch als generalisiert erscheinenden epileptischen Anfällen findet man recht häufig im EEG keine generalisierten sondern multifokale spezifische oder unspezifische Veränderungen. Beispiele hierfür sind die Fälle 1, 2, 3, 5, 17 und 19 aus Tabelle 2.

Gibt es bestimmte Anfallstypen, welche relativ häufig mit Stoffwechseldefekten assoziiert sind und somit als ein Hinweis auf eine metabolische Ursache gelten können?

Am häufigsten beobachtet man generalisierte motorische Manifestationen im Sinne von tonischen, tonisch-klonischen oder myoklonischen Anfällen. Sehr selten sind Absencen mit 3/sek. spikes und waves, z.B. im Rahmen einer Hypoglykämie. Die partiellen Anfälle sind meistens komplex, d.h. mit Störung des Bewußtseins und von tonisch-klonischer oder myoklonischer Art. Sehr selten werden in der Literatur partielle Anfälle mit psychomotorischer Symptomatik beschrieben. Hängt die Seltenheit dieser Manifestationen mit der Schwierigkeit der betroffenen Kinder zusammen, komplizierte Empfindungen zu beschreiben oder ist die entsprechende Topographie der Läsionen selten? Die einzigen Formen, die der Autor nie beobachten konnte und in diesem Zusammenhang auch nicht in der Literatur fand, sind die einfach partiellen sensiblen oder sensomotorischen Anfälle.
Zusammenfassend muß der Schluß gezogen werden, daß abgesehen von der Gruppe der partiellen/sensiblen und sensomotorischen Anfälle sämtliche Anfallstypen als Symptom einer Stoffwechselstö-

rung beobachtet wurden, wobei reine Absencen zu den größten Raritäten gehören dürften. Aus dem Wandel der Symptome im Verlaufe der Zeit muß angenommen werden, daß das Alter beziehungsweise der Reifezustand des Gehirns einen größeren Einfluß auf den Anfallstyp ausüben muß als die Art der metabolischen Störung. Es ist auch möglich, daß die durch den Defekt verursachten irreversiblen neuronalen Schädigungen die Entstehung von epileptogenen Herden einleiten. Dies wäre z.B. bei Fall 1 aus Tabelle 2 zu vermuten: ein griechischer Junge, der im Alter von 6 Jahren zur Adoption in die Schweiz kam, erlitt erstmals tonischklonische Anfälle. Die metabolische Abklärung führte bei diesem geistig retardierten Kind zur Entdeckung einer bis zu jenem Zeitpunkt nicht erkannten Phenylketonurie.

In der Regel ist es somit nicht der Anfallstyp, der den Arzt auf die Möglichkeit eines Stoffwechseldefektes aufmerksam macht.

Gibt es bestimmte Epilepsie-Syndrome, welche die Folge von metabolischen Defekten sind?

Bei den Epilepsieformen gibt es zwei Gruppen, die relativ häufig die Folge eines metabolischen Defektes sind, sodaß man in solchen Situationen immer auch metabolisch abklären muß.
Während der ersten Lebensmonate ist es das *Syndrom der Myoklonischen Frühenzephalopathie*, welches durch fragmentarische Myoklonien, erratische partielle Anfälle, massive Myoklonien und tonische Krämpfe charakterisiert ist. [1] Typisch im EEG-Bild ist die sogenannte suppression-burst-Aktivität. Nach einigen Monaten kann das Syndrom in BNS-Krämpfe mit Hypsarrhythmie (West-Syndrom) übergehen. Auch das sogenannte *Ohtahara-Syndrom* gehört hierher. (Die Abgrenzung zwischen diesen zwei Formen ist nicht über jeden Zweifel erhaben). Bei einigen Säuglingen, die die diagnostische Etikette von Ohtahara-Syndrom oder von Myoklonischer Enzephalopathie erhielten, ergab die Abklärung auf Stoffwechseldefekte eine nichtketotische Hyperglyzinämie, ein Menkes-Syndrom oder einen M. Alpers.
Die zweite Gruppe von Anfallsleiden umfaßt die Syndrome der *progressiven Myoklonusepilepsien* mit Manifestation in der Kindheit und in der Adoleszenz. Dazu rechnet man die Myoklonusepilepsie vom Lafora-Typ, vom Lundborg-Typ, das Ramsay-Hunt-Syndrom, das Cherry-red-spot-Myoklonus-Syndrom. Unter den neurologi-

schen Syndromen mit Epilepsie müssen zwei *mitochondriale Zytopathien* besonders hervorgehoben werden: die **M**yoklonus**e**pilepsie mit **r**agged-**r**ed-**f**ibers (MERRF) und die mitochondriale **M**yopathie mit **E**ncephalopathie, **L**akt**a**zidose und (**s**trokelike episodes) zerebralen Insulten (MELAS). Charakteristisch für die *MERRF* sind (nichtepileptische) Myoklonien, generalisierte epileptische Anfälle (häufig tonisch-klonisch) zerebelläre Ataxie, Gehörsverlust, Störung der Tiefensensibilität, Optikusatrophie, Demenz und Kleinwuchs. Häufig ist die CPK im Plasma erhöht. Die Symptome beginnen zwischen dem 5. und dem 40. Lebensjahr. Pathologisch-anatomisch findet man einen Status spongiosus und mikrozystische Erweichungen, neuronale Degenerationen mit Gliawucherung sowie Degeneration der Hinterstränge und der spinozerebellären Bahnen. Beim Syndrom der red ragged fibers hat man unterschiedliche biochemische Defekte gefunden wie verminderte Aktivität der Cytochrom c Oxidase, von Cytochrom b und aa3, cytochrom b, NADH-CoQ-Reduktase-Komplex oder ATPase. Bei zwei Fällen von MERRF fand man einen Mangel an Sukzinat-Cytochrom c Reduktase.

Die *MELAS* äußert sich durch episodisches Erbrechen, durch eine mitochondriale Myopathie mit ragged-red-fibers, mit Laktazidämie, Enzephalopathie mit Demenz, epileptischen Anfällen, rezidivierenden akuten zerebralen Insulten (Hemiparese, Hemianopsie, Kortikale Blindheit), Gehörsverlust, Optikusatrophie. Der Verlauf ist unregelmäßig progredient mit zerebralen Infarkten und Hypodensitäten im CT, die nicht immer bestimmten vaskulären Zonen entsprechen [9].

Gibt es charakteristische Umstände, welche auf einen Zusammenhang zwischen epileptischen Anfällen und Stoffwechselstörung hinweisen?

Besonders im *Neugeborenenalter* kann die *Stoffwechselbelastung durch exogene Nahrungszufuhr oder endogen infolge Katabolismus besonders stark werden.* Vorher, während der Schwangerschaft, erfolgte die Entgiftung über die Plazenta durch den mütterlichen Organismus. Nach der Neugeborenenzeit sind Dekompensationen infolge exogener Belastung sehr selten, da das Neugeborene im Prinzip durch die Muttermilch oder durch künstliche Ernährung bereits während der ersten Lebenstage mit den wichtigsten Aminosäuren, Zuckern und Fetten konfrontiert wurde. Eine Ausnahme besteht bei der hereditären Fruktose-Intoleranz, die sich erst im Verlaufe des *Säuglings-*

alters, nach Genuß von Fruktose (Früchte, Saccharose), manifestiert, es sei denn das Neugeborene werde bereits ab zweitem Lebenstag mit saccharosehaltiger Milch gefüttert. Bei anderen Stoffwechseldefekten bleibt die Lage in der Regel relativ lange gut kompensiert, sodaß der Patient asymptomatisch ist. Dieser labile Zustand dekompensiert jedoch plötzlich im Verlaufe eines fieberhaften Infektes, eines Traumas, einer Operation, oder beim Fasten. Es sind vor allem Defekte im Bereiche des mitochondrialen Stoffwechsels, die nach Monaten oder erst nach Jahren unter diesen Umständen manifest werden. Während unter gewöhnlichen Lebensbedingungen bei ausgeglichener Ernährung die Energiegewinnung hauptsächlich durch den anaeroben Energiestoffwechsel (Glykogenolyse, Glykolyse) gewährleistet wird, muß in Karenzzeiten (Fasten, Trauma, Operation, Infektionskrankheit usw.) der anaerobe mitochondriale Energiestoffwechsel herangezogen werden. (Abb. 1) Im Zustand

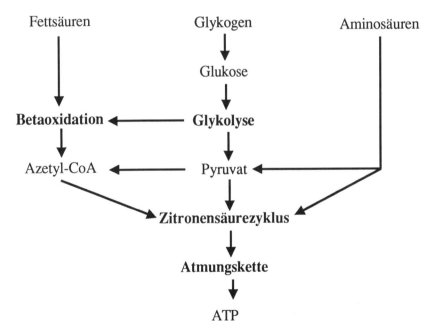

Abb. 1. Neben einigen Störungen des anaeroben Energiestoffwechsels (Glykogenolyse, Glykolyse) können auch Störungen des mitochondrialen Stoffwechsels (Zitronensäurezyklus, Ketonkörpermetabolismus, Beta-Oxidation von Fettsäuren, Atmungskette) epileptische Anfälle und andere ZNS-Symptome verursachen.

der normalen Ernährung dringt die Glukose in die Zellen ein und es finden weder eine stärkere Lipolyse noch eine Glykogenolyse statt. Die Glukose ist der wichtigste Energielieferant für das Gehirn. Die vom Darm nach der Mahlzeit absorbierte Glukose genügt nur während einer kurzen Zeit für den Energiebedarf. Die durch Glykogenolyse des früher aufgebauten und in der Leber gespeicherten Glykogens gewonnene Glukose kann für einige weitere Stunden genügen. Anschließend muß die Glukose durch Glukoneogenese in der Leber und in der Niere hergestellt werden. Das Glukosegrundgerüst kann aus verschiedenen Aminosäuren und aus Glyzerol und Laktat bezogen werden. Die für diese Synthese nötige Energie stammt hauptsächlich aus der Oxydation der Fettsäuren. Es werden die Ketonköper Acetoacetat und Beta-Hydroxybutyrat gebildet und vorwiegend in der Muskulatur verwertet. In diesen kritischen Phasen zeigt es sich plötzlich, ob eine Insuffizienz im Bereiche des Zitronensäurezyklus, des Ketonkörpermetabolismus, der Betaoxidation der Fettsäuren oder der Atmungskette vorliegt. Das Carnitin spielt dabei eine sehr wichtige Rolle. Es ist essentiell um die langkettigen Fettsäuren vom Zytosol durch die innere Mitochondrienmembran hindurch in die Mitochondrien zu transportieren. Gewisse Störungen des mitochondrialen Energiestoffwechsels werden erst dann klinisch manifest, wenn die Glukosereserven aufgebraucht sind und die Glukoneogenese einsetzen muß.

Zwei Beispiele sollen diese Zusammenhänge verdeutlichen: Der Junge H. A. (Fall 18 Aus Tabelle 1) erkrankte mit 1 J. an einem febrilen viralen Infekt mit Erbrechen und Durchfall, wurde nach zwei Tagen plötzlich bewußtlos und erlitt einen generalisierten tonisch Anfall. Zwei Stunden später, anläßlich der Klinikaufnahme bestand eine schwere Hypoglykämie, die sofort mit einer Glukoseinfusion korrigiert wurde. Im Urin war das Adipat erhöht während die Ketonsäurenwerte niedrig waren und im Plasma fand man erhöhte Werte der Oktan-, Dekan- und Dodekansäure. Diagnose: Defekt der medium-chain acyl-CoA-Dehydrogenase. Erklärung: während des infektbedingten Fastens verbrauchte der Junge seine KH-Reserven und als er schließlich auf die Energiegewinnung durch beta-Oxidation der mittellangkettigen Fettsäuren angewiesen war, wirkte sich der mitochondriale Defekt im Fettsäurenabbau aus. Der Junge erholte sich vollständig. Prophylaktische Maßnahmen: Vermeidung von Fasten, zusätzliche Kohlenhydrateinnahme in Streßsituationen und L-Carnitin 50–150 mg/kg/Tag.

Das Kind M. D. aus Italien, (Fall 19 aus Tabelle 1) erkrankte mit 23 Monaten an einer fieberhaften Bronchitis, erlitt nach 1 Tag einen generalisierten tonisch-klonischen Anfall und blieb während 3 Wochen in tiefem Koma. Später war er im Zustand des Coma vigile und hatte täglich zahlreiche generalisierte und fokale Myoklonien sowie wöchentlich einige tonisch-klonische Anfälle. Das initiale CT war unauffällig; ein CT nach 3 Monaten zeigte eine schwerste diffuse Hirnatrophie. Anläßlich einer Untersuchung an der Kinderklinik Bern, im Alter von 4 ½ Jahren, zeigte der Junge ein schwerstes tetraspastisches Syndrom und eine psychomotorische Entwicklungsstufe von weniger als 3 Monate. Die metabolische Abklärung in Italien deckte eine mitochondriale Zytopathie auf, mit einem Defekt im Bereich der Enzyme der Beta-Oxidation. (Verminderte Acetoacetyl-CoA-Thiolase-Aktivität). Auf Befragen berichtete die Mutter, daß das früher unauffällige und normal entwickelte Kind drei Episoden von unerklärlichem Stupor oder sogar Koma gezeigt hatte, die 1 bis 2 Stunden andauerten. Sie verschwanden jeweils nachdem die Mutter instinktiv dem Kind Zuckerwasser eingeflößt hatte.

Als erste orientierende Abklärung bei Verdacht auf mitochondriale Erkrankungen werden die in Tabelle 3 aufgeführten Untersuchungen empfohlen. Wichtig sind wiederholte präprandiale Blutzuckerbestimmungen um eine eventuelle Hypoglykämie nachzuweisen. Gegebenenfalls, (jedoch nicht während der akuten Krankheitsphase), kann ein relativ kurzer, dem Alter angepaßter Fastentest mit sehr engmaschigen Blutzuckerbestimmungen durchgeführt werden. Bei Hyperlaktazidämie muß an die Möglichkeit einer sekundären Form gedacht werden. Sekundäre Hyperlaktazidämien kommen vor bei Hypoxie, Hyperventilation, Kreislaufschock, schwerster Anaemie, Krämpfen, Muskelbelastung, Sepsis, Hepatopathie. Bei der Kombination Hypoglykämie ohne Anstieg der Ketonkörper

Tabelle 3. Erste Untersuchungen bei Verdacht auf epileptische Anfälle als Folge einer mitochondrialen Erkrankung

Plasma:	pH, Glukose, Blutgase
	Anionenlücke (Na, K, Cl, HCO3)
	Laktat, NH3
	Carnitin/Acylcarnitin
Urin:	Ketonkörper
	Laktat/Kreatinin
	Organische Säuren

muß an eine Störung der Betaoxidation der Fettsäuren gedacht werden: LCAD-, MCAD- oder SCAD-Mangel. (Long-chain acid dehydrogenase, medium-chain acid dehydrogenase und short-chain acid dehydrogenase). Bei Fastenhypoglykämie und Hyperlaktacidämie und Ketonkörperanstieg denkt man an Störungen der Glukoneogenese wie Defekte der Pyruvatcarboxylase, der Phosphoenolpyruvatcarboxylase, der Fruktose-1,6,Diphosphatase, oder der Glukose-6-Phosphatase). Eine Laktazidämie ohne Fastenhypoglykämie weist eher in Richtung Pyruvatdehydrogenasemangel, Störungen im Krebszyklus (Fumarasemangel) oder auf Defekte der Atmungskette hin.

Die Behandlung in der akuten Phase, d.h. zum Zeitpunkt in welchem der Defekt noch nicht bekannt ist, muß viele Möglichkeiten berücksichten: Glukose i.v. zur Korrektur der Hypoglykämie und Verhinderung des Katabolismus, Sorge um gute und stabile Kreislaufverhältnisse und um genügende Gewebsoxygenation. Zurückhaltung in der Fettzufuhr und Verabreichung von Glyzin oder von Carnitin um die Konjugation von Acyl-CoA-Verbindungen zu fördern. Der primäre Defekt sollte möglichst rasch erkannt und gegebenenfalls auch gezielt angegangen werden. (Diät, Cofaktoren-Zufuhr, Multivitamine).

Zusammenfassend gibt es zahlreiche Möglichkeiten der Manifestation eines Stoffwechseldefektes. Sie sind in Tabelle 4 zusammenge-

Tabelle 4. Hinweise auf möglichen Stoffwechseldefekt

1. Konsanguinität der Eltern
2. Familiarität des Leidens (Geschwisterbefall)
3. Belastung mit für den betreffenden Defekt kritischen Substanzen
   Nahrungszufuhr neonatal (viele Defekte)
   Nahrungszufuhr Säuglingsalter (Fruktose bei Fruktoseintoleranz)
   Katabole Situation mit endogener AS*-Belastung durch Eiweißabbau.
4. Katabole Situation (Operation, Trauma, Infektionskrankheit)
   Mitochondriale Zytopathien.
5. Epilepsie-Syndrome
   Neugeborene, Säuglinge: Myoklonische Frühenzephalopathie, Ohtahara-Syndrom
   Kleinkind, Schulkind, Adoleszenz: MERRF, MELAS
   Schulalter, Adoleszenz: Gruppe der Myoklonusepilepsien
6. Ungewöhnlich therapieresistente Epilepsie trotz adäquater Antiepileptika-Spiegel
7. Prozeßhafter Verlauf mit Verlust von Funktionen

* AS = Aminosäuren

faßt. Da es sich um sehr seltene und meistens autosomal-rezessiv vererbte Krankheiten handelt, ist die Wahrscheinlichkeit, daß sich zwei Merkmalsträger treffen gerade bei konsanguiner Ehe besonders hoch. Das Vorkommen desselben Leidens bei Geschwistern weist ebenfalls auf die Möglichkeit einer genetischen Störung hin und die metabolischen Defekte nehmen hier wiederum einen großen Raum ein, sodaß die statistische Wahrscheinlichkeit des Vorliegens einer Stoffwechselstörung relativ groß ist. Die Mehrheit dieser Defekte manifestiert sich infolge des bereits in den ersten Lebenstagen erfolgenden Angebots der kritischen Vorläufersubstanz (Substanz „oberhalb" des Enzymdefekts) bereits in der Neugeborenenperiode. Die Wahrscheinlichkeit eines metabolischen Defektes, der sich durch Anfälle äußert, wird nach der Neugeborenenzeit mit jedem Lebensjahr zunehmend geringer. Eine Rolle spielen hierbei vor allem die mitochondrialen Zytopathien.

Abschließend sei die Bedeutung der *unmittelbaren Stoffwechselabklärung* unterstrichen. *Zu keinem anderen Zeitpunkt als im Moment der klinischen Dekompensation (Koma, Krämpfe) ist die metabolische Störung klarer zu erkennen* und es ist deshalb von eminenter Wichtigkeit, daß der zuerst zugezogene Arzt innerhalb der ersten Minuten mittels Teststreifen nach Hypoglykämie und, falls möglich, auch im Urin nach Zuckern und Ketonkörper fahndet. Plasma oder Serum und Urin müssen für anschließende, komplexere Untersuchungen sofort asserviert werden. Verpaßt man diese initiale Abklärung wird die spätere Suche nach den Ursachen schwieriger und aufwendiger (Fastentests und Belastungsproben).

Literatur

1. Aicardi, J.: Early myoclonic encephalopathy. In: J. Roger, C. Dravet, M. Bureau, F. E. Dreifuss und P. Wolf. ed.: Epileptic syndromes in infancy, childhood and adolescence. John Libbey eurotext ltd. (1985) 12–22
2. Aicardi, J.: Les manifestations épileptiques dans les maladies dysmétabloiques de l'enfance: aspects cliniques chez le jeune enfant. Boll. Lega It. Epil. 39 (1982) 131–135
3. Bertagnolio, B., S. Di Donato, G. Cardace, und A. D'Angelo: Malattie metaboliche ereditarie come causa di epilessia: diagnosi biochimica. Boll. Lega It. Epil. 39 (1982) 155–158
4. Breningstall, G. N.: Carnitine deficiency syndromes. Pediatr Neurol 6 (1990) 75–81

5. Clarke, M., J. Gill, M. Noronha, I. McKinlay: Early infantile epileptic encephalopathy with suppression burst: Ohtahara syndrome. Devel. Med Child Neurol. 29 (1987) 520–528
6. Dalla Bernardina, B., A. Lombardi und C. A.: Tassinari: Aspetti EEG e neurofisiologici delle malattie dismetaboliche con epilessia dell'età pediatrica. Boll. Lega It. Epil. 39 (1982) 143–148
7. Dulac, O. und P. Plouin: Epilepsie et maladies dégénératives: à propos des problèmes diagnostiques et génétiques. Boll. Lega It. Epil. 39 (1982) 159–161
8. Fröscher, W. und F. Vassella: Diagnostik bei „Gelegenheitsanfällen". Dieser Band, S. □
9. Pavlakis, S. G., P. C. Phillips, S. DiMauro, D. C. De Vivo und L. P. Rowland: Mitochondrial myopathy, encephalopathy, lactic acidosis, and strokelike episodes: a distinctive clinical syndrome. Ann. Neurol. 16 (1984) 481–488
10. Roger, J., M. Bureau, G. Gobbi: L'épilepsie dans les maladies par erreur innée du métabolisme chez le grand enfant et l'adolescent. Boll. Lega It. Epil 39 (1982) 137–142
11. Vassella, F.: Die stoffwechselbedingten Epilepsien. Päd. Fortbildungskurse 26 (1969) 43–60
12. Vassella, F.: Metabolisch bedingte epileptische Anfälle im Kindesalter. Schweiz. Rundschau für Medizin 72 (1983) 827–831

Seltene epileptische Anfallsformen und Symptome unter besonderer Berücksichtigung von Schmerz, Migräne und Aggression

R. Degen

Seltene epileptische Anfallssymptome sind häufig nur subjektive Symptome, so daß man sie nicht durch Video (z.B. im Rahmen einer Simultanen Doppelbildaufzeichnung) dokumentieren kann. Wenn diese Symptome auftreten, können erhebliche diagnostische Schwierigkeiten entstehen.
Aus der großen Zahl möglicher Symptome erscheinen vor allem die folgenden besonders wichtig:
1. Schmerzen
   a) unilaterale Schmerzen
   b) Kopfschmerzen
   c) Migräne
   d) abdominelle Schmerzen
2. Autonome (vegetative) Beschwerden
   a) Autonome (vegetative) Anfälle
   b) Erbrechen
3. Angst
4. Aggression
5. Lachen
6. Nystagmus
7. Aphasie
8. Paroxysmale Athethose
9. Halluzinationen
   a) auditive
   b) vertiginöse
   c) visuelle

Aus dieser Vielzahl von Symptomen werden Schmerzen einschließlich der Migräne, Aggression und Lachen exemplarisch dargestellt.

1. Schmerzen

Epileptischer Schmerz stellt ein seltenes Ereignis dar, so daß darüber nur vereinzelt berichtet wurde. Im Gesamtkrankengut von 858 epileptischen Patienten von Young und Blume (1983) machte er nur 2,8 % aus.
Nach den genannten Autoren kann man schmerzhafte epileptische Attacken in 4 Gruppen unterteilen:
a) Unilateraler Schmerz
b) Kopfschmerz
c) Migräne
d) abdomineller Schmerz

a) Unilateraler Schmerz

Im Krankengut von Young u. Blume (1983) schwankte das Alter dieser Patienten zwischen 11 und 35 Jahren. In ihrer Gruppe von 10 Fällen stellte der Schmerz niemals das einzige Symptom dar; es gingen andere Symptome voraus oder folgten ihnen nach. In den meisten Fällen kam es zu einer jacksonartigen Wanderung der Symptome: der Schmerz war z.B. im Bereich des li. Unterarmes, der li. Zehe, der Schulter, des Handtellers, des Gesichts, des retroauriculären Gebiets und der Hüfte einer Seite lokalisiert und konnte sich auf in der Nähe liegende Körpergebiete einer Seite ausbreiten. In einigen Fällen gingen Paraesthesien in den genannten Körpergebieten voraus; lokalisierte tonische oder klonische Anfälle konnten den Schmerzen folgen. Es wurden auch tonische Versivbewegungen des Kopfes, der Augen oder des Rumpfes beschrieben. Auch eine Generalisierung zum tonischen, klonischen oder tonisch-klonischen Anfall ist möglich.
Die Anfallshäufigkeit unterscheidet sich nicht von der anderer Attacken, die Anfallsdauer beträgt in der Regel einige Minuten.
Im EEG finden sich meist spike- bzw. spike-wave-Foci, die einseitig zentral, okzipital, frontal, zentral-sagittal oder parietal-temporal lokalisiert sind. Der Schmerz wird als brennend, stechend, einschießend, krampfartig, wie Bienenstiche, wie ein elektrischer Schock, pochend u.a. beschrieben (Young u. Blume 1983).
Ätiologisch kommen die bei epileptischen Anfallsleiden üblichen Faktoren in Frage. In den meisten Fällen fand sich kein pathologischer neurologischer Befund.

Als Ursprung des Schmerzes wird die rolandische Region vermutet, die primär oder durch Streuung betroffen sein kann.

b) Kopfschmerzen

Kopfschmerzen im Anfall machen nach Young u. Blume (1983) 1,3 % und nach Gowers (1907) 1,4 % des Gesamtkrankengutes von 858 bzw. 1450 Patienten aus. Das Alter variiert zwischen 10 und 46 Jahren. Die Lokalisation der Kopfschmerzen wird unterschiedlich angegeben: temporal, parietal, frontal, supraorbital, auch okcipital und in den hinteren Regionen insgesamt; es wird jedoch auch diffuser Kopfschmerz beschrieben.
Wiederum kommt der Kopfschmerz nicht als alleiniges Symptom zur Beobachtung, häufig ist er mit anderen sensorischen oder motorischen Symptomen kombiniert. Er ist meist auf einer Seite lokalisiert, kommt aber auch – wie oben beschrieben – diffus zur Beobachtung.
Der Schmerz wird als klopfend, scharf, schwer usw. beschrieben. In den meisten Fällen beginnt der Anfall mit Kopfschmerzen, in anderen gehen andere Symptome voraus.
Im EEG fand sich in der Regel ein spezifischer, teils auch unspezifischer Fokus in der Temporalregion, der jedoch auch parietookcipital oder in angrenzenden Regionen lokalisiert sein konnte. Im Anfall schienen die Entladungen in den meisten Fällen ebenfalls temporal bzw. temporo-parietal ihren Ursprung zu haben.
Kopfschmerzen haben keinen lokalisatorischen Wert. Die rolandische Region könnte wiederum eine Rolle spielen.

c) Migräne

Daß zwischen Migräne und Epilepsie Beziehungen bestehen, stellt schon ein altes Problem dar; schon Jackson (1875) und Gowers (1907) haben sich damit beschäftigt. Kürzlich haben Andermann u. Lugaresi (1987) und Andermann (1987) das Problem noch einmal zusammenfassend dargestellt. Letzterer führt als klinische Migräne-Epilepsie-Syndrome folgende auf:
a) Epileptische Anfälle, die durch eine Migräne induziert werden
b) Epilepsie mit Anfällen, die durch eine Migräne getriggert werden.

c) Epilepsie, durch gröbere Cerebralschäden infolge der Migräne bedingt.
d) Die gutartige okcipitale Epilepsie des Kindesalters und das Spektrum der übrigen okcipitalen Epilepsien
e) Benigne rolandische Epilepsie
f) Schwere Migräne, durch mitochondriale Encephalopathie bedingt.
g) Migräne-Attacken, komplexen partiellen Anfällen folgend und
h) Alternierende Hemiplegie des Kindesalters.

a) Camfield u. Mitarb. (1978) und andere haben eine Reihe von Fällen beschrieben, bei denen es im Rahmen einer Migräneattakke – wahrscheinlich als Folge einer Hypoxie – zu epileptischen Anfällen gekommen ist. Dabei sind Kinder öfter als Erwachsene betroffen.
b) Einige Patienten, die anfangs nur epileptische Anfälle im Rahmen einer Migräne-Attacke hatten, konnten später epileptische Anfälle ohne Migräne entwickeln. Es handelt sich meist um komplexe fokale Anfälle, die durch Schäden infolge Zirkulationsstörungen im temporalen Bereich als Folge der Migräne bedingt sein dürften.
c) Wenn es durch eine Migräne-Attacke zu einem Hirninfarkt kommt – solche Fälle sind durch CT- und MRT-Untersuchungen dokumentiert –, kann sich ebenfalls eine Epilepsie entwickeln. Dieser Prozeß unterscheidet sich lediglich hinsichtlich seines Umfangs von dem unter b) genannten.
d) Die von Gastaut (1950) beschriebene gutartige Epilepsie des Kindesalters mit okcipitalen spikes bzw. spike-wave-Komplexen zeichnet sich durch visuelle, sensorische, motorische und psychomotorische Symptome aus, gefolgt häufig von postiktaler Migräne und visceralen Symptomen. Auch bei symptomatischen okcipitalen Epilepsien kommen Migräne-Symptome zur Beobachtung. Dies weißt darauf hin, daß eine Beziehung zum Okzipitallapen eine Rolle spielt, möglicherweise auch zur Arteria basilaris, die z.B. bei der Basilaris-Migräne einbezogen ist.
e) Wenig bekannt ist die Tatsache, daß eine Beziehung zwischen der rolandischen Epilepsie und der Migräne besteht. So konnte Bladin (1987) nachweisen, daß bei 80% Kopfschmerzen vorhanden sind und 13% an einer klassischen Migräne leiden, eine positive Familienanamnese außerden in $2/3$ der Fälle zu finden ist.

f) Das Krankheitsbild der malignen Migräne ist charakterisiert durch eine schwere Migräne mit familiärer Belastung, seltenen okzipitalen epileptischen Anfällen, später Attacken von partiellem Status epilepticus, Entwicklung neurologischer Symptome – gewöhnlich im Bereich der hinteren Zirkulation- und schließlich Auftreten kortikaler Blindheit und auch Taubheit. Es finden sich Hinweise, daß Beziehungen zum MELAS-Syndrom bestehen, der „Mitochondrialen Encephalopathie mit Lactacidose und apoplex-artigen Episoden."
g) Hinsichtlich Kopfschmerz- bzw. Migräne-Symptomen während oder nach Anfällen nehmen Young u. Blume (1983) an, daß sie durch Gefäßveränderungen infolge epileptischer Entladungen bedingt sind. Dagegen vermuten Isler u. Mitarb. (1987) und Saint Hilaire u. Mitarb. (1987) infolge ihrer Untersuchungen mittels Tiefenelektroden, daß diese unmittelbar Folge der elektrischen epileptischen Entladungen sind, so daß sie ein ictales Symptom darstellen könnten.
h) Wegen einer oft positiven Familienanamnese mit Migräne wird eine genetische Beziehung zwischen der alternierenden Hemiplegie des Kindesalters und der Migräne angenommen. Es können dabei auch epileptische Anfälle vorkommen, die aber leicht und therapeutisch gut zu beeinflussen sind.

Trotz der genannten Ähnlichkeiten und Kombinationen sei aber auf einen ganz wesentlichen und prinzipiellen Unterschied beider Anfallsarten aufmerksam gemacht: Die Migräne ist durch vaskuläre Prozesse, die Epilepsie durch neuronale Entladungen verursacht.

Abdominal-Epilepsie

Van Buren (1963) hat die von den Patienten beschriebenen Symptome einmal aufgelistet (Tabelle 1). Die Tabelle 2 über die Lokalisation der klinischen Befunde zeigt, daß sie in der Regel in der Mittellinie lokalisiert und bei etwa der Hälfte auf eine bestimmte Stelle beschränkt sind; bei den übrigen werden die Symptome – meist im Bereich der Mittellinie – in den Thorax, die Kehle, den Kopf bzw. das Gesicht fortgeleitet. Eine umgekehrte Wanderung vom Kopf nach dem Epigastrium wird nur selten beobachtet.
Die Symptome kommen in der Regel als Aura vor komplexen fokalen bzw. sekundär generalisierten Anfällen zur Beobachtung.

Tabelle 1. Qualität der Sensationen im Abdomen

Furcht, Nervosität
Brechreiz
Spannung, knotenartig, pressend
Rollend, drehend, wirbelnd
Kitzelnd, stechend, wie elektrischer Schock
Schmerz
Vibrierend, flatternd, Schmetterling-Sensation
Gas oder Druck im Abdomen
Leeres oder Hungergefühl
Wärme-Gefühl
Gefühl des Absinkens wie in einem Fahrstuhl
Brennend oder wie Sodbrennen
Geräusch im Abdomen
Sättigungsgefühl

Tabelle 2. Lokalisation der Sensationen im Abdomen

1. *In der Mittellinie*
   Epigastrium
   Magen
   Periumbilical
   Unteres Abdomen
   Untere substernale Region
   Überhaupt abdominal
2. *Nicht in der Mittellinie*
   Linkes Epigastrium
   Linke Flanke
3. *Kombinierte Lokalisation*
   Epigastrium und unterer Hals
   Diffus abdominal und oberer Thorax
   Unteres mittleres Abdomen und rechter unterer Quadrant
   Periumbilical und linkes Epigastrium

Es kommt jedoch nicht selten vor, daß – z.B. unter Therapie – neben der Aura mit Anfällen auch isolierte Auren zur Beobachtung kommen, die schließlich auch als einziges Anfallsbild vorkommen können und dann vorwiegend als Abdominalepilepsie bezeichnet werden. Diese stellt aber ein sehr seltenes Ereignis dar.

Schon Penfield u. Ericksen (1941) sowie Penfield u. Rasmussen (1950) konnten durch Reizversuche im Gyrus post – und auch präzentralis epigastrische Sensationen hervorrufen. Van Buren (1963) erzielte beim Tier auch durch Reizung verschiedener tieferliegender Strukturen ähnliche Effekte.

Differentialdiagnostisch sind auszuschließen:
a) Organische Erkrankungen: Magen-Darm-Trakt, Galle, Pankreas, Niere, Blase, Prostata usw.
b) Abdominal-Migräne. Da die Abdominal-Migräne gleichzeitig oft mit halbseitigen Kopfschmerzen und einer familiären Belastung mit Migräne einhergeht, ist sie meist relativ leicht zu diagnostizieren. Die Attacken dauern in der Regel auch länger. Da im EEG epileptische Aktivität auch bei einer Migräne vorkommen kann, ist das EEG häufig nicht beweiskräftig.
c) Vegetative Labilität, die häufig zu Kopfschmerzen, Leibschmerzen, Schwindel usw. führt. Nicht selten sind Kinder in der Pubertät betroffen, eine familiäre Belastung kann auch eine Rolle spielen.

Für eine Abdominal-Epilepsie sprechen folgende Fakten:
a) Das gleichzeitige Vorkommen anderer epileptischer Anfälle
b) Eine positive Familienanamnese mit Epilepsie
c) Das Vorkommen eines – in der Regel temporal lokalisierten – Herdbefundes
d) relativ kurzdauernde Attacken.

Sind die genannten Hinweise – auch das EEG kann normal sein – nicht vorhanden, kann man erhebliche diagnostische Schwierigkeiten haben. Eine 24-Stunden-EEG- bzw. eine simultane Video-EEG-Aufzeichnung kann in solchen Fällen noch weiter führen. Schließlich verbleibt eine probeweise antiepileptische Therapie, die aber auch bei einer Migräne einmal erfolgreich sein kann.

Aggression

Bei Behandlung dieses Themas müssen Unterschiede gemacht werden zwischen
a) Agressionen im Intervall und
b) Agressionen im Anfall

a) Agressionen im Intervall

Dieses Thema wird im Schrifttum etwas kontrovers diskutiert. Für einige Autoren (Mignone u. Mitarb., 1970, Pond u. Bidwell, 1960) steht fest, daß aggressives Verhalten bei epileptischen Patienten häufiger vorkommt als in einer Kontrollgruppe. Es wurde außerdem berichtet, daß besonders bei komplexen fokalen Anfällen psychopathologische Störungen öfter zu beobachten sind. Andererseits konnten Rodin u. Mitarb. (1976) feststellen, daß Patienten mit komplexen fokalen Anfällen allein nicht vermehrt psychopathologische Auffälligkeiten aufweisen gegenüber Patienten mit generalisierten tonisch-klonischen Anfällen. Wenn aber komplexe fokale Anfälle mit Grand mal kombiniert sind, kommen vermehrt psychische Störungen zur Beobachtung.

Pincus (1980) konnte Beziehungen zu wiederholten brutalem Verhalten in der Kindheit feststellen, so daß auch exogene Faktoren eine Rolle spielen können. Außerdem hatten 30% der aggressiven Kinder pathologische EEGs.

Unter Patienten mit komplexen fokalen Anfällen oder Grand mal zeigten solche mit temporalen Foci vermehrt Verhaltensprobleme. Auch andere Autoren kommen zu dem Schluß, daß Patienten mit klinischen und radiologischen Befunden, die für eine temporale, bilaterale oder diffuse Hirnschädigung sprechen, am ehesten für psychopathologische Befunde prädestiniert sind. Ebenso wurden bei epileptischen Psychosen durch Rodin (1973) sowie Taylor (1971) besonders häufig Schäden in limbischen Strukturen festgestellt, so daß Rodin (1975) die Meinung vertritt, daß Epilepsie wie auch Psychose einschließlich aggressives Verhalten durch Hirnschäden im genannten Bereich bedingt sind.

b) Aggressives Verhalten im Anfall

Aggressives Verhalten im Laufe eines Anfalls wird oft dazu benutzt, die Verantwortlichkeit für Delikte in Frage zu stellen. Allerdings wird im Schrifttum jeweils nur über Einzelfälle berichtet. Auch Rodin (1973) konnte durch medikamentöse Provokation von Anfällen bei 150 Patienten zwar 42 × Automatismen, aber nur einmal eine gewisse Aggressivität auslösen.

Mark, Erwin u. Sweet (1970) konnten durch Reizung der rechten Amygdala immer epileptische Paroxysmen erzeugen, denen aggressives Verhalten im Anfall folgte. Heath (1958) zeichnete während aggressiven Verhaltens im Anfall mittels Tele-Elektroencephalographie der Amygdala und des Hippocampus spike-wave-Ausbrüche auf. Durch Tiefenelektroden gelang Saint Hilaire u. Mitarb. (1980) während einer aggressiven Attacke epileptische Aktivität in der rechten Amygdala zu registrieren, die sich schnell in die benachbarten Hirnregionen ausbreitete.

Interessant ist ein Bericht eines internationalen Experten-Teams, das 33 aggressive Attacken bei 14 Patienten beurteilte, die durch simultane Video-EEG-Aufzeichnung festgehalten und aus einer Gruppe von 5400 Patienten ausgewählt wurden. Es lagen meist generalisierte tonisch-klonische Anfälle bzw. komplexe fokale Anfälle vor. Von diesen Patienten hatten nur 5 andere Personen angegriffen. Sie litten alle an komplexen fokalen Anfällen, alle zeigten epileptische Aktivität im Temporalbereich. Das aggressive Verhalten zeichnete sich durch folgende Merkmale aus: Stereotypie, einfache Handlungen, kurze Dauer, nicht zweckvolles Vorgehen (Delgado-Escueta u. Mitarb., 1981). Alle 5 Patienten zeigten im Intervall Verhaltensstörungen, einige waren mental retardiert und hatten kognitive Störungen; einer kam aus ungünstigem und aggressivem Milieu.

Aggressives Verhalten im Anfall scheint daher extrem selten vorzukommen und sollte durch gleichzeitige EEG-Video-Aufzeichnung reproduzierbar sein.

Epileptisches Lachen

Epileptisches Lachen kommt nur bei etwa 0,1 % der Patienten mit komplexen fokalen Anfällen bzw. generalisierten tonisch-klonischen Anfällen zur Beobachtung.

Die Art des Lachens kann völlig unterschiedlich sein. Es wird als unmotiviert, plötzlich, unnatürlich, teils als Lächeln, teils als unnatürliches Auflachen bzw. fremdartiges Lachen bezeichnet. Von anderen wird es als gackernd, meckernd, grinsend, kichernd, wiehernd, juchzend, vereinzelt auch als lautes, z.T. herzliches Lachen angegeben (Müller u. Müller, 1980).

Ich hoffe, daß ich einen kleinen Einblick in die seltenen Anfallssymptome bzw. Anfallstypen vermitteln konnte, wobei ich mich des begrenzten Raums wegen auf einige ausgewählte Gebiete beschränken mußte.

Literatur

 1. Andermann, F.: Migraine – epilepsy relationship. Epilepsy Res. 1, 213–226 (1987)
 2. Andermann, F., E. Lugaresi (Eds.): Migraine and Epilepsy. Butterworth, Boston, MA, 1987
 3. Bladin, P. F.: The association of benign rolandic epilepsy with migraine. In: Andermann, F., E. Lugaresi (Eds.). Migraine and Epilepsy. Butterworth, Boston, MA, 1987
 4. Camfield, P. R., K. Metrakos, F. Andermann: Basilar migraine, seizures, and severe epileptiform EEG abnormalities: a relatively benign syndrome in adolescents. Neurology (Minneap.) 28, 554–558 (1978)
 5. Delgado-Escueta, A. V., R. A. Mattson, L. King, E. S. Goldensohn, H. Spiegel, J. Madsen, P. Crandall, F. Dreifuss, R. J. Porter: Special report. The nature of aggression during epileptic seizures. New Engl. J. Med. 305, 711–716 (1981)
 6. Gastaut, H.: A propos des décharges neuroniques développées à distance d'une lésion épileptogene partielles. La signification clinique des «secteurs aréothalamiques». Rev. Neurol. 83, 396–401 (1950)
 7. Gowers, W. R.: The borderland of epilepsy: Faints, vagal attacks, vertigo, migraine, sleep symptoms, and their treatment. Churchill, London, 1907
 8. Heath, M. G.: Correlation of electrical recordings from cortical and subcortical regions of the brain with abnormal behavior in human subjects. Confin. Neurol. 18, 305–315 (1958)
 9. Isler, H., H. G. Wieser, M. Egli: Hemicrania epileptica: synchronous ipsilateral ictal headache with migraine features. In: Andermann, F., E. Lugaresi (Eds.) Migraine and Epilepsy. Butterworth, Boston, MA, 1987
10. Jackson, J. H.: Hospital for the epileptic and paralyzed: case illustrating the relation between certain cases of migraine and epilepsy. Lancet ii, 244–245 (1875)
11. Mark, V. H., F. R. Ervin: Violence and the brain. New York: Harper & Row, 1970
12. Mignone, R. J., E. F. Donnelly, D. Sadowsky: Psychological and neurological comparisons of psychomotor and non-psychomotor epileptic patients. Epilepsia 11, 345–359 (1970)
13. Müller, D., J. Müller: Lachen als epileptische Manifestation. VEB G. Fischer, Jena 1980
14. Penfield, W., T. Erickson: Epilepsy and cerebral localization. C. C. Thomas, Springfield, 1941
15. Penfield, W., T. Rasmussen: The cerebral cortex of man. – A clinical study of localization of function. Macmillan, New York, 1950
16. Pincus, J. H.: Can violence be a manifestation of epilepsy? Neurology 30, 304–307 (1980)
17. Pond, D. A., B. H. Bidwell: A survey of epilepsy in fourteen general practices. II. social and psychological aspects. Epilepsia 1, 285–299 (1960)

18. Rodin, E. A.: Psychomotor epilepsy and aggressive behavior. Arch. Gen. Psychiatry 28, 210–213 (1973)
19. Rodin, E. A., M. Katz, K. Lennox: Differences between patients with temporal lobe seizures and those with other forms of epileptic attacks. Epilepsia 17, 313–320 (1976)
20. Saint-Hilaire, J. M., M. Gilbert, G. Bouvier, A. Barbeau: Epilepsy and aggression: two cases with depth electrode studies. In: Robb, P. (Ed.) Epilepsy updated: causes and treatment. Miami, Fla.: Symposia Specialists. 145–176 (1980)
21. Saint Hilaire, J. M., P. Laplante, G. Bouvier: Epileptic headache: study with depth electrodes. In: Andermann, F., E. Lugaresi (Eds.) Migraine and Epilepsy. Butterworth, Boston, MA, 1987
22. Taylor, D. C.: Ontogenesis of chronic epileptic psychoses: a reanalysis. Psychol. Med. 1, 247–253 (1971)
23. Van Buren, J. M.: The abdominal aura: a study of abdominal sensations occurring in epilepsy and produced by depth stimulator. Electroencephalograph. Clin. Neurophysiol. 15, 1–19 (1963)
24. Young, G., W. T. Blume: Painful epileptic seizures. Brain 106, 537–554 (1983)

Differentialdiagnose von Anfällen im Schlaf

K. Meier-Ewert

Anfälle im Schlaf sind seit dem Altertum bekannt. Bereits Hippokrates berichtete über Anfälle, die aus dem Schlaf heraus auftraten und nach seinen Worten mit „Angst, Delirium und aus dem Bett hüpfen" einhergingen. Solche Zustände haben die Phantasie der Berichterstatter häufig angeregt. Man bezeichnete die Betroffenen als mondsüchtig und lächelte darüber, aber die Wissenschaftler überließen dieses Thema lange Zeit den Witzblättern.

Eine systematische Untersuchung von Anfällen im Schlaf ist erst möglich, seitdem es die diagnostischen Werkzeuge der Polysomnographie und der Videoüberwachung gibt. Meist werden sie in der videographischen Doppelbildaufzeichnung kombiniert.

In diagnostischer Hinsicht unterscheiden wir *zwei große Gruppen von Anfällen im Schlaf: epileptische und nichtepileptische.*

Nichtepileptische Anfälle im Schlaf

Man versucht heute zu unterscheiden zwischen Funktionsstörungen eines bestimmten Schlaftyps einerseits – sie finden sich z. B. im REM-Schlaf – und Anfällen, die durch Weckreize ausgelöst werden andererseits. Bei den letzteren handelt es sich eigentlich um Störungen des Erwachens. Sie treten beim NREM-Schlaf in drei Intensitätsstufen auf.

Nichtepileptische Anfälle aus dem REM-Schlaf

REM-Alpträume

Ein Beispiel für Anfälle aus einem stabilen Schlafstadium sind die sogenannten *REM-Alpträume*. Sie treten meist in der zweiten Nachthälfte auf. Die Patienten erwachen aus dem Alptraum relativ leicht. Der Traum besteht meist aus einer zusammenhängenden Geschichte, die die Angst des Betroffenen verständlich macht. Differentialdiagnostisch zu unterscheiden sind REM-Alpträume vom Pavor nocturnus oder der Incubus Attacke, die aus dem NREM-Schlaf auftritt und bei der es sich im Grunde um unvollständiges Erwachen handelt.

REM-Parasomnie

Die sogenannte *REM-Parasomnie* ist charakterisiert durch fehlende Muskelatonie im REM-Schlaf. Anamnestisch berichten diese Patienten – meist Männer in der zweiten Lebenshälfte – über motorische Entäußerungen im Schlaf, die nicht selten zu Verletzungen führen.
Polysomnographisch findet sich vermehrtes Auftreten von REM-twitches in der Kinn- und Mundbodenmuskulatur mit Ausbreitung in die Extremitätenmuskulatur.
Vor etwa 10–12 Jahren kam eines Tages ein ca. 50jähriger Mann in meine Sprechstunde und berichtete, er sei Vertreter und müsse häufig in Hotels übernachten. Schon seit Jahren habe er sich angewöhnt, sich nachts im Hotelbett anzugurten, weil es ihm schon allzu häufig passiert sei, daß er nachts das Mobiliar des Hotelzimmers zerstört habe und etwa im Schlaf die Türfüllung des Schranks eingetreten habe. Man darf heute vermuten, daß er an einer REM-Parasomnie litt.
Alle betroffenen Patienten bieten periodische oder aperiodische Bewegungen der Unterschenkel im Schlaf.

Die Differentialdiagnose der REM-Parasomnie umfaßt:
1. Nächtliche epileptische Anfälle.
2. Pavor nocturnus oder Incubusattacken.
3. Somnambulismus.
4. Posttraumatisches Streßsyndrom.
5. Psychiatrische Erkrankungen.

Therapeutisch empfiehlt sich an erster Stelle Clonazepam, dann Carbamazepin und schließlich auch Phenytoin.

Tabelle 1. Einteilung des Somnambulismus

1. Klassischer Somnambulismus des Kindesalters, benigne, verschwindet spontan
2. Somnambulismus des Erwachsenenalters, häufig verbunden mit:
   Angst
   aggressivem Verhalten
3. Epileptischer „Somnambulismus" bei komplex-fokalen Anfällen
   Schlaf-EEG: außerhalb der Episoden in 50 % fokale Anfallspotentiale während der Episode unauffälliges EEG
4. Somnambulismus-Episode mit initialen hochamplitudigen Delta-Wellen plus längeren zielgerichteten Verhaltensfolgen

Störungen des Erwachens aus NREM-Schlaf

a) Erwachen mit Desorientiertheit (Confusional arousal)

Die leichteste Stufe ist das sogenannte Erwachen mit Desorientiertheit oder Confusional arousal. Es ereignet sich typischerweise im ersten Drittel der Nacht und ist zwar mit Desorientiertheit verbunden, nicht jedoch mit Umherlaufen.

b) Somnambulismus

Der kindliche Somnambulismus kommt bei 10–15 % aller Kinder vor. Seine größte Häufigkeit findet sich in der Altersstufe von 4–8 Jahren. Jungen sind häufiger betroffen als Mädchen. In manchen Fällen tritt das Phänomen gehäuft auf.

Das klinische Bild besteht aus wiederholt auftretenden Episoden, in welchen der Betroffene aus dem Bett aufsteht und anscheinend zielgerichtet umherläuft. Er kann dabei mehr oder weniger verständlich vor sich hinsprechen und ist stets schwer oder gar nicht erweckbar. Die Ereignisse treten im tiefen NREM-Schlaf auf und können spontan enden. Die Patienten kehren dann wieder ins Bett zurück, ohne völlig wach geworden zu sein. Versuche, den Schlafwandlern gewaltsam zu wecken, können Aggressionen auslösen. Provokationsfaktoren für somnambule Episoden können sein:
– Erholungsschlaf nach Schlafentzug.
– Fieber.
– Nächtliche Lärmbelästigung.
– ZNS-dämpfende Pharmaka.

Der Somnambulismus des Erwachsenen unterscheidet sich ätiologisch und phänomenologisch in anscheinend wesentlichen Punkten von dem des Kindes.
Seine Häufigkeit wird mit 0,7 bis 2,5 % angegeben. Meist litt der Betroffene bereits in seiner Kindheit unter Somnambulismus, welcher dann in der Adoleszenz oder im frühen Erwachsenenalter an Häufigkeit zunahm.
Das klinische Bild des Somnambulismus ist beim Erwachsenen stärker vom Drang zu aggressiven Handlungen geprägt. In der Weltliteratur sind ca. 20 Fälle bekannt geworden, in welchen der Schlafwandler einen Menschen – meist den Ehepartner – umgebracht hat, ohne dies in Wirklichkeit zu wollen. Beim Erwachen waren die Täter stets entsetzt darüber, was sie angerichtet hatten. Während bei schlafwandelnden Kindern Verletzungen eigentlich nur vorkommen, wenn sie sich zufällig in gefährliche Situationen begeben, finden sich Äußerungen von Angst und Aggressionen bei schlafwandelnden Erwachsenen regelmäßig. D. h., der Somnambulismus des Erwachsenen ist wesentlich gefährlicher und ernsthafter als der des Kindes.
Differentialdiagnostisch abzugrenzen ist er gegen *Schlafwandeln epileptischer Genese* bei Temporallappenepilepsie oder Frontallappenepilepsie.
Episoden von Schlafwandeln treten gewöhnlich im ersten Drittel der Nacht auf. Psychomotorische Attacken kommen dagegen während der gesamten Nacht vor und treten häufig wiederholt in einer Nacht auf. Somnambule Episoden ereignen sich im NREM-Schlaf, komplex-fokale Anfälle häufig im REM-Schlaf. Automatismen sind bei Schlafwandlern ungewöhnlich, bei komplex-fokalen Anfällen dagegen häufig. Auch Erwachen aus der somnambulen Episode ist sehr ungewöhnlich, bei komplex fokalen Anfällen kommt Erwachen dagegen häufiger vor. Verwirrtheit nach der Episode findet sich beim Somnambulismus kaum, bei den komplex-fokalen Anfällen dagegen häufig. Eine Rückkehr ins Bett ist beim Schlafwandler das normale, findet jedoch bei komplex-fokalen Anfällen praktisch nicht statt.

c) Pavor nocturnus oder sogenannte Incubus-Attacke des Erwachsenen

Hier handelt es sich um die dritte und intensivste Stufe des unvollständigen Erwachens aus tiefem NREM-Schlaf.

Das klinische Bild ist charakterisiert durch heftiges Schreien, um sich Schlagen, Zeichen der Angst und der Erregung mit plötzlichem Anstieg der Herzfrequenz auf mindestens das doppelte der Ausgangswerte. Die Patienten sind nur schwer ansprechbar und können solche Attacken mehrfach pro Nacht bieten.

Differentialdiagnostisch stehen auch hier Anfälle epileptischer Genese an erster Stelle. Die Tatsache, daß während der Episode keine Anfallspotentiale abgeleitet werden konnten, besagt zur Differentialdiagnose nichts, denn auch bei epileptischen Anfällen frontaler oder temporaler Genese sind während der Episode – bei frontalen auch häufiger außerhalb der Episode – keine Anfallspotentiale zu finden.

In der Vergangenheit sind ohne Zweifel viele frontale Epilepsien als Pavor nocturnus fehlinterpretiert worden, weil das erstgenannte Krankheitsbild noch nicht beschrieben war.

Als Beispiel für nichtepileptische Anfälle möchte ich über einen 27jährigen Mann berichten, der 1988 in unsere Klinik kam, weil er nachts aus dem Bett aufstehe und in seiner Wohnung irgendwelche Aktionen durchführe, von welchen er am anderen Morgen nichts mehr wisse. So habe er z. B. Sofa und Tisch verrückt, um ein Auto anzuhalten, welches angeblich ins Rollen geraten war. Ein paarmal habe er auch sein Bett auseinandergebaut, dabei habe er geträumt, er müsse Rohrleitungen verlegen. Auf Fragen gebe er in diesem Zustand keine Antwort. Manchmal habe er auch schon um Hilfe gerufen. Derartige Zustände kämen etwa viermal pro Woche vor. Wenn er aufwache, habe er das Gefühl, sehr heftig geträumt zu haben. Sein Puls gehe dann sehr schnell und er sei sehr aufgewühlt. Als Kind und Jugendlicher habe er schon unter den gleichen Erscheinungen gelitten. Auch leichtere Verletzungen waren in letzter Zeit während dieser Zustände vorgekommen: In den letzten zwei Monaten vor der Aufnahme hatte er sich einmal den Kopf und einmal die Hand an einer Tischkante aufgeschlagen.

In unserer ersten Polysomnographie bot der Patient sechsmal aus NREM-Stadium III jeweils ein kurzes Aufrichten im Bett mit ratlosem Umherblicken und Pulsbeschleunigung. Bei Ansprache war er orientiert.

Epileptische Anfälle im Schlaf

Nach Hopkins (1933) und Janz (1962) treten bei ca. 75 % aller Epilepsien die Anfälle vorwiegend im Schlaf oder während des Erwachens aus dem Schlaf auf.
Viele Anfallstypen, die sowohl im Wachzustand als auch im Schlaf auftreten, bieten im letztgenannten Zustand ein verändertes, meist gemildertes Erscheinungsbild. Dies gilt insbesondere für Grand mal-Anfälle.
Bei den Schlaf-Grands maux gibt es einerseits eine Gruppe mit einem Erscheinungsbild wie im Wachzustand. Dieses findet sich bei:
1. Idiopathischen Schlafepilepsien.
2. Nach plötzlichem Wecken aus NREM-Schlaf.
3. Bei Patienten mit schweren Encephalopathien.

Häufiger sind jedoch Schlaf-Grands maux mit abgemilderter Symptomatik.
Nach Billiard (1987) lassen sich unterscheiden:
a) Eine kurze tonische Form ohne postparoxysmale Symptomatik. Das sind die sogenannten „Schlaf-Grand mal nach Gibbs". Sie zeigen im EEG rasche Aktivität mit ansteigenden Amplituden oder kontinuierliche Spitzen mit einer Frequenz von 5–15/sec, kommen vorwiegend in der ersten Nachthälfte vor und treten bis zu 200mal pro Nacht auf.
b) Anfälle mittlerer Dauer (ebenfalls ohne postparoxysmale Symptomatik) mit tonischen Kontraktionen, die dann in myoklonischen Zuckungen verebben.
c) Anfälle mit lang anhaltender postparoxysmaler Symptomatik entweder als langdauernde Automatismen, sogenannte postparoxysmale Absence mit postparoxysmalen generalisierten Spike-Wave-Mustern.

Die Dauer solcher abgeminderter Schlaf-Grands maux ist häufig bis auf 10 Sekunden verkürzt.
Klinisch gleicht die kurze Form unter Umständen den BNS-Krämpfen des Säuglingsalters, denn die Anfälle bestehen ausschließlich aus kurzen tonischen Attacken. Sichtbar ist oft nur eine abrupte Beugung und Streckung des Kopfes oder ein Öffnen und Schließen der Augen. Klinisch bleibt dieser Anfallstyp häufig unbemerkt. Er wird erst erkennbar, wenn in der Polysomnographie

Tabelle 2. Grand mal-Anfälle im Schlaf

1. Grand mal-Anfälle, die denjenigen des Wachzustandes vergleichbar sind. a) Idiopathische Schlafepilepsie b) Grands maux nach Vigilanzsteigerung c) Grands maux bei epileptischen Encephalopathien	2. Abortive generalisierte Anfälle mit gemilderter Symptomatik a) Kurze tonische Form b) Anfälle mittlerer Dauer c) Anfälle mit langanhaltender postparoxysmaler Symptomatik

sogenannte Rapid Spike Complexes auftreten d. h. kontinuierliche Spitzen mit ansteigenden Amplituden und einer Dauer von 5–15 Sekunden.

Bei der dritten Form gehen dem tonischen Anfall Automatismen voraus und nach den Attacken folgen noch über längere Zeit generalisierte Anfallspotentiale.

Das klinische Bild bietet bei dieser Form z. B. ein Öffnen der Augen, Gähnen, Zuckungen der Augenlider und Arme und manchmal ein unartikuliertes Gemurmel.

Epilepsien, deren Anfälle vorwiegend oder ausschließlich im Schlaf auftreten

a) Benigne Epilepsie des Kindesalters mit Rolandischen Spitzen

Die *benigne Epilepsie des Kindesalters mit Rolandischen Spitzen* ist nach Beaussart (der 1972 über 221 Fälle berichtete) etwa doppelt so häufig wie die Absencenepilepsie des Schulalters. Sie tritt auf im Alter zwischen 4 und 13 Jahren und betrifft Jungen stärker als Mädchen. Nur etwa 60 % dieser Patienten bieten klinische Anfälle. Diese bestehen meist aus Halbseitenanfällen, die vorwiegend eine Gesichtshälfte und den Arm der gleichen Körperseite betreffen. Unter den 221 Patienten von Beaussart hatten 51 % solche Anfälle ausschließlich im NREM-Schlaf und 29 % im Wachzustand. Die betroffenen Kinder und Jugendlichen sind geistig normal entwickelt und zeigen keine neurologischen Auffälligkeiten. Die Dauer der Erkrankung wird mit maximal 11 Jahren angegeben.

Die sogenannte *„fokale Epilepsie mit occipitalen Spike Wave-Potentialen"* entspricht der Rolando-Epilepsie in Ätiologie, zeitlicher Verteilung ihres Auftretens und der günstigen Prognose.

b) Frontale Epilepsie

Die sogenannten *„frontalen Epilepsien"* sind erst in den letzten Jahren bekannt geworden. Frontallappenanfälle treten vorwiegend oder ausschließlich im Schlaf auf und wurden früher nicht selten als Pavor nocturnus verkannt.

Klinisches Bild: Die nächtlichen Anfälle dieser Patienten sind charakterisiert durch Automatismen, motorische Versivbewegungen, rhythmische Beckenbewegungen, Tretbewegungen, Manipulationen an den Genitalien und u. U. heftige Schreie.

Als charakteristisch für frontale oder temporale Automatismen werden beschrieben:
- Gestische Stereotypien der Finger, z. B. Fingerbewegungen wie beim Kneten eines Gegenstandes oder wie beim Schnipsen.
- Händereiben oder Schlenkern der Beine.
- Schreckreaktion mit Ausdruck von Furcht mit maskenhafter Gesichtsstarre und weit geöffneten Augen.
- Selten: Ausdruck von Zufriedenheit, Vergnügen und Lachen.

Alle diese Symptome haben nur geringen lokalisatorischen Wert. Computertomographie und Kernspin zeigen Normalbefunde. Nur das Stereoelektroencephalogramm (SEEG) gibt Hinweise auf den zugrundeliegenden Herd.

Die medikamentöse Therapie dieser Patienten bleibt häufig unbefriedigend. Die Patienten sprechen auf die Antikonvulsiva erster und zweiter Wahl meist nur mangelhaft an.

Aus Paris wurde dieses Jahr über eine Serie von 30 Patienten berichtet, die durch eine frontale Cortektomie „geheilt" worden seien (Mann et al. 1990).

Differentialdiagnostisch kommt bei frontalen Epilepsien neben dem Pavor nocturnus nicht selten auch eine funktionelle Genese in Betracht.

Eigene Fallberichte

Abschließend zwei Fallberichte von frontalen Epilepsien, die kürzlich in unserer Klinik diagnostiziert wurden:

Fall 1: Es handelt sich um eine Patientin, die im Alter von 50 Jahren (1982) erstmals in unsere Klinik kam, nachdem sie bereits zwei Jahre früher wegen unklarer Anfallzustände anderweitig untersucht worden war. Seit dem 40. Lebensjahr traten bei dieser Frau nächtliche Anfallszustände auf, die offenbar mit Erwachen begannen. Zunächst steige ein unbestimmtes Gefühl im Körper auf, dann komme es zu einem Zwang, bestimmte Bewegungen zu machen, z. B. die Bettdecke hin- und herzuschlagen. Solche Anfälle traten mehrfach in einer Nacht auf. Nach den Angaben des Ehemannes werde die Patientin wach, schreie laut und vollführe dann unsinnige Bewegungen. Im Anfall reagiere sie nicht auf Anruf und blicke starr in die Gegend. Die Dauer der Zustände wird mit 10–20 Sekunden angegeben.

In unseren polygraphischen Ableitungen ging den Attacken zweimal eine REM-Phase voraus. Mehrfach wurde der Beginn der Attacke von verbalen Äußerungen hergeleitet. Sie lauteten stereotyp: „Nein, nein, ich will nicht." Weder in unseren Provokations-EEG's noch in den zahlreichen Anfallsregistrierungen konnten wir epilepsieverdächtige Potentiale nachweisen.

Neurologischer Befund und Computertomographie des Schädels waren, abgesehen von einer leichten frontalen Hirnatrophie, unauffällig. Carbamazepinbehandlung über 2 Jahre hatte keine Besserung gebracht.

3 Jahre nach dem stationären Aufenthalt in unserer Klinik ist die Patientin zu Hause in einem solchen nächtlichen Anfall – der nach Aussage des Ehemannes mit tonischen Krämpfen einhergegangen sein soll – verstorben.

Fall 2: Eine 20jährige Patientin, bei der erstmals im Alter von 9 Jahren epileptische Anfälle aufgetreten seien, die wie folgt beschrieben werden: Sie habe einen roten Kopf bekommen und sei umgefallen. Die Anfälle traten teils mehrmals täglich bzw. mehrmals pro Nacht auf mit anfallsfreien Intervallen von zwei Wochen. Seit dem 16. Lebensjahr traten die Anfälle nur noch nachts aus dem Schlaf heraus auf. Die Patientin selbst bemerkte von ihren Anfällen nichts. Beobachter berichten, sie bekomme einen roten Kopf, sei angespannt, halte die Hände hinter den Kopf ohne zu zittern oder zu zucken. Kein Speichelfluß, kein Einnässen, kein Zungenbiß. Die Periode habe keinen Einfluß auf die Anfallshäufigkeit. Die Anfälle traten alle 5–10 Tage zykloleptisch gehäuft auf.

Polysomnographie: Hinweise auf einen Herd mit Anfallspotentialen fronto-präzentral rechts. Auftreten eines Anfalles aus dem Schlafstadium III ohne bioelektrisches Korrelat. Anfallsablauf: Weck-

reaktion, Kopfwendebewegung nach rechts, Anbeugen des rechten Armes und Verharren, anschließend schleudernde Bewegungen der Extremitäten und des Oberkörpers.
Neurologischer Befund: o. B. *Computertomogramm und Kernspintomographie des Schädels:* o. B. *SPECT:* o. B. *Diagnose:* Frontale Epilepsie.

Literatur

1. Beaussart, M.: Benign epilepsy of children with rolandic (centrotemporal) paroxysmal foci. A clinical study of 221 cases. Epilepsia (1972) 13:795–811
2. Billiard, M., A. Besset, Z. Zachariev, J. Touchon, M. Baldy Moulinier, J. Cadilhac: Relation of seizures and seizure discharges to sleep stages. In: Wolf P, Dam M, Janz F, Dreifuss RE (eds.). Advances in epileptology. New York: Raven Press (1987) 665–670
3. Hopkins, H.: The time of appearance of epileptic seizures in relation to age, duration and type of syndrome. J. Nerv. Ment. Dis. (1933) 77:153–162
4. Janz, D.: The grand mal epilepsies and the sleep-waking-cycle. Epilepsia (1962) 3:99–109
5. Mahowald, M. W., C. H. Schenk: REM-Sleep Behavior Disorder. In: M. J. Thorpy (Eds.): Handbook of Sleep Disorders. Marcel Dekker, Inc. New York Basel, 1990
6. Mann, M. W., J. N. Pinard, J. Bancaud, P. Chauvel, D. Breglin, J. D. Chodkiewicz: Interiktuale Spikes im Bereich des Frontalhirns bei nachfolgend operativ behandelten Epilepsien des Okzipitalhirns. Epilepsie-Blätter 3, Suppl (1990) 18
7. Meier-Ewert, K., R. Spatz: Cerebrale Anfälle. In: G. Bodechtel (Hrsg.): Differentialdiagnose neurologischer Krankheitsbilder. 1. Aufl., G. Thieme Verlag, Stuttgart 1984
8. Meier-Ewert, K. (Hrsg.): Therapieresistenz bei Anfallsleiden. W. Zuckschwerdt Verlag, München 1984
9. Meier-Ewert, K.: Tagesschläfrigkeit. Ursache, Differentialdiagnose, Therapie. Edition Medizin. VCH Verlagsgesellschaft, Weinheim 1989
10. Meier-Ewert, K.: Stimulus sensitive epilepsy and vigilance. Waking and Sleeping (1977) 2:1–6
11. Meier-Ewert, K.: Schlaf und Epilepsie. Nervenarzt (1978) 49:324–331
12. Meier-Ewert, K.: Die Anfallssyndrome des REM-Schlafs. Therapiewoche (1980) 30:8146–8161
13. Montplaisir, J.: Epilepsy and sleep: reciprocal interactions and diagnostic procedures involving sleep. In: M. J. Thorpy (Eds.): Handbook of sleep disorders. Marcel Dekker, Inc. New York Basel, 1990
14. Thorpy, M. J.: Disorders of arousal. In: M. J. Thorpy (Eds.): Handbook of sleep disorders. Marcel Dekker, Inc. New York Basel, 1990

Diagnostik bei „Gelegenheitsanfällen"

W. Fröscher, F. Vassella

Definition

Es gibt epileptische und nichtepileptische Gelegenheitsanfälle. Von epileptischen Gelegenheitsanfällen spricht man dann, wenn bei Patienten, bei denen eine Epilepsie bisher nicht bekannt war, unter Provokationsbedingungen, also bei bestimmten Gelegenheiten, epileptische Anfälle auftreten. Mit dem Verschwinden der „Gelegenheit" – akuter oder subakuter Erkrankung oder Noxe – verschwinden die Anfälle. Unter den gleichen exogen auslösenden Bedingungen können sie rezidivieren. Die Zuordnung „Gelegenheitsanfall" oder „erster Anfall einer beginnenden Epilepsie" ist oft erst retrospektiv möglich, nämlich dann, wenn weitere Anfälle sich nur bei entsprechender „Gelegenheit", z. B. Einnahme eines bestimmten Medikamentes, wiederholen, oder wenn im weiteren Verlauf keine Bindung mehr an die beim ersten Anfall als Ursache angenommene „Gelegenheit" zu erkennen ist.
Während die epileptischen Gelegenheitsanfälle meist mit generalisierten tonisch-klonischen Krämpfen einhergehen, sind die nichtepileptischen Gelegenheitsanfälle primär nicht durch Krämpfe, sondern lediglich durch plötzlich auftretende und meist nur kurzdauernde Bewußtseinseinschränkungen gekennzeichnet [17, 23]. Nichtepileptische Gelegenheitsanfälle sind z. B. eine Synkope bei Schmerz oder Schreck. Die Störung ist hier Folge eines flüchtigen und reversiblen hypoxisch oder ischämisch bedingten Zusammenbrechens der Hirnfunktion. Es ist eher die Ausnahme, daß solche Störungen so lange dauern, daß sie schließlich in einen echten epileptischen Anfall mit entsprechenden EEG-Manifestationen ausmünden. Die folgende Darstellung beschränkt sich überwiegend auf die epileptischen Gelegenheitsanfälle.

Allgemeine Angaben

Ursachen bzw. Auslöser von epileptischen Gelegenheitsanfällen

Unter extremen Bedingungen kann ein epileptischer Anfall bei jedem Menschen als eine unspezifische zerebrale Reaktion auftreten. Solche Bedingungen sind z. B. Sauerstoffmangel, eine schwere Hypoglykämie oder ein Elektroschock. Diese bei allen Individuen bestehende Reaktionsmöglichkeit ist bei bis zu 10 % der Bevölkerung als erhöhte Anfallsbereitschaft besonders stark ausgeprägt; sie ist genetisch determiniert und führt dazu, daß ca. 4–5 % der Durchschnittsbevölkerung im Laufe ihres Lebens mindestens einen Anfall bekommen [6]. Bei bestehender erhöhter Krampfbereitschaft kann eine Vielzahl von Faktoren die „Gelegenheit" sein, die zu einem Krampfanfall führt. Dabei kann es sich um eine Erkrankung des Gehirns handeln wie bei einer Enzephalitis oder um Einflüsse auf das Gehirn durch Erkrankungen anderer Organe (z. B. Herzstillstand) oder exogene Einflüsse (z. B. Medikamente).

Anfallstyp

Gelegenheitsanfälle treten in der Regel als generalisierte tonisch-klonische Krampfanfälle (häufigster Anfallstyp) oder als generalisierte tonische Anfälle mit oder ohne fokale Symptome in Erscheinung [20]. Es ist wichtig zu wissen, daß partielle Anfälle auch bei Störungen der Homöostase wie Hypoglykämien oder Hyponatriämien vorkommen können, obwohl die Störung theoretisch das ganze Gehirn erfassen sollte [21].

Häufigkeit von epileptischen Gelegenheitsanfällen

Gelegenheitskrämpfe können in jedem Lebensalter auftreten, sind in der frühen Kindheit jedoch besonders häufig wegen der in dieser Zeit erhöhten Anfallsbereitschaft [3, 17]. Zahlenmäßig im Vordergrund stehen die Fieber- und/oder Infektkrämpfe des Kleinkindesalters. Nach den Infektkrämpfen sind die häufigsten Gelegenheitsanfälle im Kindesalter amorphe Neugeborenenkrämpfe, Stoffwechselstörungen, Gehirntraumen und respiratorische Affektkrämpfe [20]. Im Adoleszenten- und Erwachsenenalter sind am häufigsten alkoholinduzierte Anfälle, Schlafentzug und extreme körperliche oder seelische Streßsituationen [19, 20].

Pathogenese

Vom neurophysiologischen Standpunkt aus lassen sich keine prinzipiellen Unterschiede zwischen Anfall bei „Epilepsie" und dem Anfallsgeschehen bei einem „Gelegenheitskrampf" nachweisen. Gemeinsam ist den epileptischen Reaktionen und den chronischen Epilepsien ein Bedingungsgefüge aus genetischer Disposition und aus exogener Noxe. Bei manchen Patienten kommt es beim Hinzutreten von Provokationsfaktoren wie Hyperventilation, Schlafmangel oder Alkoholentzug zu klinisch manifesten Anfällen. Warum es bei einem Teil der Patienten bei Gelegenheitsanfällen bleibt, bei anderen aber ein epileptischer Prozeß in Gang kommt, ist im einzelnen nicht geklärt [3, 6].

Ursachen

Die Ursachen von Gelegenheitskrämpfen sind in Tabelle 1 aufgelistet; nur einige dieser Störungen können ausführlicher besprochen werden.

Akute und subakute Erkrankungen und Schädigungen des Gehirns

Enzephalitis, Meningitis

Im Kindesalter werden epileptische Gelegenheitskrämpfe bei 15–30 % der Patienten in der Akutphase einer eitrigen Meningitis beobachtet. Es ist von großer Tragweite, daß gewisse Fälle von eitriger Meningitis, insbesondere bei Säuglingen und bei Kleinkindern unter 18 Monaten als Fieberkrampf imponieren, weil in der postparoxysmalen Phase oder nach Verabreichung von Diazepam die meningitischen Zeichen vorübergehend fehlen können. Deshalb soll bei Kindern unter 18 Monaten mit „Fieberkrampf" entweder sofort eine Lumbalpunktion durchgeführt werden, oder der Patient muß nach einem Intervall von 1–2 Stunden erneut sorgfältig untersucht werden. Anfälle mit Fieber bei Säuglingen unter 6

Tabelle 1. Ursachen von Gelegenheitskrämpfen (modifiziert nach [7, 21])

1. *Akute und subakute Erkrankungen des Gehirns*
   - Enzephalitis, Meningitis
   - Herz- und Gefäßerkrankungen
     (z. B. Embolien, Hirnvenenthrombose, Herzstillstand)
   - Trauma (mechanisch, elektrisch, Encephalitis solaris)
2. *Extrazerebrale fieberhafte Infektionen*
   (z. B. Respirationstrakt, Impfungen)
3. *Exogene Intoxikationen*
   (und Entzug von Toxinen wie Alkohol oder Medikamenten)
   - Alkohol
   - Medikamente
   - Schwermetalle, z. B. Blei, Thallium, Arsen
4. *Metabolische Störungen*
   - Wasserhaushalt- und Elektrolytstörungen
   - Hypoglykämie
   - Urämie
   - Porphyrie
   - Eklampsie
   - Langdauernde akute zerebrale (z. B. respiratorische Affektkrämpfe) oder schwere chronische Sauerstoffmangelzustände
   - Vitamin-D-Mangel, Pyridoxin-Abhängigkeit u. a.
   - Aminosäurestoffwechselstörungen
     (Phenylketonurie, Ahornsirup-Krankheit u. a.)
5. *Streßkonvulsionen*
   - Schlafentzug
   - Extremer körperlicher und psychischer Streß

Monaten sind eher ein Zeichen einer intrakraniellen Infektion als ein Fieberkrampf.

Herz- und Gefäßerkrankungen

Bei den Gefäßerkrankungen können Erkrankungen im Bereich der zerebralen Gefäße wie eine Hirnvenenthrombose oder eine hypertensive Enzephalopathie und vorwiegend extrazerebrale Gefäßerkrankungen mit sekundären zerebralen Durchblutungsstörungen wie bei einer Embolie von einer Herzklappe unterschieden werden. Bei 20 % aller Patienten mit hypertensiver Enzephalopathie sollen Gelegenheitsanfälle auftreten [17]. Die hypertensive Enzephalopathie wird leicht verkannt, wenn man nicht routinemäßig bei jedem

Patienten den Blutdruck mißt. Die Verwechslung von kardialen Synkopen beim Romano-Ward-Syndrom (Syndrom der Q-T-Verlängerung) oder beim Sick-Sinus-Syndrom mit epileptischen Anfällen ist lebensgefährlich, wenn der Patient statt eines Herzschrittmachers Antiepileptika bekommt. Im Zweifelsfalle sollte man stets einen Schellong-Test respektive ein EKG (bei stärkerem Verdacht auch ein Langzeit-EKG) durchführen.

Ein besonders wichtiges Hilfsmittel zur Differenzierung zwischen nichtepileptischen Synkopen mit motorischen Entäußerungen und einem epileptischen Krampf ist die polygraphische Ableitung mit EEG und EKG. Im Gegensatz zu epileptischen Anfällen mit gesteigerten synchronen kortikalen Entladungen werden während einer solchen „konvulsiven Synkope" keine Spitzenpotentiale im EEG registriert. Die typischen Veränderungen während eines synkopalen Anfalls sind durch eine passagere Abflachung der Grundaktivität, eine darauf folgende diffuse, frontal betonte Verlangsamung und Amplitudenerhöhung und – in der „konvulsiven Phase" – durch vollständiges Erlöschen der hirnelektrischen Aktivität gekennzeichnet. Diese Veränderungen bilden sich dann gewöhnlich in umgekehrter Reihenfolge zurück. Unter Umständen kann es aber im Anschluß an eine besonders lange Synkope zu einem klinisch und elektroenzephalographisch typischen epileptischen Anfall – meist vom Grand mal-Typ – kommen [13].

Das interiktale EEG ist zur Differentialdiagnose Synkope/epileptischer Anfall meist wenig hilfreich. Bei Gelegenheitsanfällen finden sich im Intervall-EEG in der Regel keine epilepsietypischen Potentiale [19].

Trauma

Innerhalb der ersten 24 Stunden (bis eine Woche) nach einem Schädel-Hirn-Trauma können, unabhängig vor der Schwere des Traumas, sogenannte Frühanfälle auftreten. Diese Frühanfälle werden als Gelegenheitsanfälle interpretiert. Sie sind auf irritative Prozesse im Wundgebiet zurückzuführen [17]. 50% der Frühanfälle sind fokale Anfälle, 50% sind Grand mal-Anfälle ohne fokalen Beginn [19].

Extrazerebrale fieberhafte Infektionen

Dieser Punkt betrifft vor allem das Kindesalter. Die weitaus häufigste Form der Gelegenheitsanfälle im Kindesalter sind die *Fieberkrämpfe*. Sie sind definiert als okkasionelle epileptische Anfälle des Säuglings- und Kindesalters, meistens im Alter zwischen drei Monaten und fünf Jahren, die bei Fieber vorkommen, ohne Zeichen einer intrakraniellen Infektion oder einer anderen erkennbaren Ursache. 2–5 % aller Kinder machen Fieberkrämpfe durch. Ätiologisch wirken meistens drei Faktoren mit: Fieber, Altersabhängigkeit und genetische Bereitschaft [21].

Exogene Intoxikationen
(und Entzug von Toxinen wie Alkohol oder Medikamenten)

Alkohol

Alkohol kann in folgenden Situationen anfallsinduzierend wirken [4, 10, 18, 19]:
a) bei chronischem Abusus und auch bei Gelegenheitstrinkern in der Entzugsphase. Die Zeitspanne, innerhalb welcher der Alkoholentzug sich noch anfallsfördernd auswirken kann, umfaßt den Zeitraum vom Trinken selbst bis 20 Tage danach [10]
b) Anfälle im Alkoholexzess
c) Anfälle im Rahmen eines Delirs
d) Bei der „Alkohol-Epilepsie" im engeren Sinne [4, 13]
e) Bei Patienten mit vorbestehender Epilepsie im Erwachsenenalter sind die Alkoholentzugsanfälle wohl die häufigsten Gelegenheitsanfälle [14].

Barbiturate, Benzodiazepine

Beim Absetzen von Barbituraten treten Gelegenheitskrämpfe bei ca. 80 % der Patienten auf, welche an eine Tagesdosis von 800 mg und mehr gewöhnt sind. Auch andere suchterzeugende Medikamente wie barbituratfreie Hypnotika und Benzodiazepine können in der Entzugsphase zu Krampfanfällen führen [17]. Entzugsanfälle können nach Absetzen eines jeden Benzodiazepins auftreten [5]. Diagnostisch kann von Bedeutung sein, daß sich in der „stummen" Latenzphase nach dem Absetzen eines Benzodiazepins im EEG

Spikes und atypische schnelle 4–6/sek. Spike-wave-Komplexe in ein 18–22/sek. Beta-EEG eingelagert finden [2].

Medikamente allgemein

Die Zahl der Medikamente, die anfallsfördernd wirken können, ist sehr groß, dabei läßt sich aus der Literatur nicht immer klar ersehen, ob es sich um Medikamente handelt, die bei bestehender Disposition zur Epilepsie zu Anfällen führen oder nur bei manifester Epilepsie anfallsfördernd wirken. Meist wird dies wohl gleichgesetzt (s. [7]).
Im internistischen Patientengut ergaben zwei Studien eine Häufigkeit medikamentös bedingter Gelegenheitsanfälle von 0,8‰ bis 1,3‰ (z. B. durch Penicillin, Insulin, Lidocain, Phenothiazine (s. [16, 20]).
Die Häufigkeit epileptischer Anfälle durch Neuroleptika bei psychiatrischen Patienten wird auf 1–1,2 % geschätzt, bei hohen Dosen sogar bis auf 10 % [8, 16, 22].
Im EEG ist sowohl bei Neuroleptika als auch bei Antidepressiva charakteristisch, daß bei einem vor der Behandlung normalen EEG die anfallssteigernden Eigenschaften des Medikaments meist nur bei Hyperventilation sichtbar werden.

Toxische Enzephalopathien durch andere Substanzen
als Medikamente

Alkohol s. o. Weitere Beispiele sind eine chronische Bleivergiftung, Thallium, Arsen, Mangan, DDT, Methanol u. a. [15].

Metabolische- oder Stoffwechselstörungen

Allgemeine Angaben

Der Begriff „Stoffwechselstörungen" beinhaltet sowohl angeborene Stoffwechseldefekte im engeren Sinne als auch Stoffwechselentgleisungen, d. h., Störungen der Homöostase als Folge der Einwirkung von exogenen Faktoren. Im Kindesalter muß man an Stoffwechselstörungen in erster Linie denken, wenn der epileptische Anfall im Zusammenhang mit einem katabolen Zustand (wie bei Erbrechen oder Nahrungskarenz bei febrilem Infekt) steht. Pathogenetisch liegt in solchen Fällen eine endogene „Belastung" mit Aminosäuren oder mit Fettsäuren vor, respektive die Unmöglichkeit, wegen des bestehenden Stoffwechseldefektes, bei Ausfall des Energiestoffes Glukose den Energiestoffwechsel über den Weg der lang- oder mittelkettigen Fettsäuren in genügendem Maße zu gewährleisten. Auch bei epileptischen Anfällen in zeitlichem Zusammenhang mit einer exogenen Eiweiß- oder Kohlenhydratbelastung (z. B. Beginn der Ernährung im Neugeborenenalter oder beim Umsetzen auf saccharosehaltige Milch im Säuglingsalter bei hereditärer Fruktoseintoleranz) drängt sich eine notfallmäßige Abklärung auf Stoffwechseldefekt auf. Es ist zu betonen, daß auch partielle Anfälle in diese Gruppe gehören können! Beim kleinsten Verdacht auf Gelegenheitsanfälle infolge Homöostasestörung oder Manifestwerden eines angeborenen Stoffwechseldefektes sollten einige Laboruntersuchungen vorgenommen werden, wie sie in Tabelle 2 aufgezählt werden [21].

Tabelle 2. Initiale Laborbestimmungen bei Verdacht auf Homöostasestörung oder Stoffwechseldefekt (modifiziert nach [1])

Nüchtern-Blut	Urin
Glukose	Glukose
Elektrolyte	Reduz. Substanzen
(Na, K, Ca, Mg, Cl)	
pH-Status	Ketonkörper
ev. Laktat	ev. organische Säuren
ev. Aminosäuren	ev. Aminosäuren
ev. Osmolalität	ev. Osmolalität
ev. Ammoniak	

Wasserhaushalt- und Elektrolytstörungen

Störungen der Serumosmolalität, die zu epileptischen Anfällen führen, sind in der Regel aufgrund der Anamnese zu vermuten. Die hypertone *Dehydratation* (Serum-Na oberhalb 150 mmol/l) wird vor allem im Säuglingsalter beobachtet [11]. Ätiologisch überwiegt der Wasserverlust gegenüber dem Elektrolytverlust.
Hyponatriämien werden als Na-Werte unterhalb 130 mmol/l definiert. Die hypotone Dehydratation macht viel stärkere Symptome

als die hypertone Form. Die Zeichen des Schocks treten rasch ein, gekoppelt mit schwerer Lethargie und epileptischen Anfällen. Ätiologisch liegt ein stärkerer Elektrolyt- als Wasserverlust vor. (Gastrointestinaler Elektrolyt- und Wasserverlust mit Zufuhr von hypotonen Lösungen oder von Wasser).

Hypokalzämische Anfälle müssen vermutet werden, wenn folgende Symptome dem Ereignis vorangingen: Übererregbarkeit, Karpopedalspasmen, Laryngospasmus. Unter Umständen lassen sich nach dem epileptischen Anfall immer noch Zeichen der latenten Tetanie nachweisen: Chvostek-, Trousseau-, und Peronaeuszeichen. Kalzium-Stoffwechselstörungen und Hypoglykämie sind die häufigsten Ursachen von metabolischen Gelegenheitsanfällen [14].

Hypoglykämie

Sie kann sehr viele Ursachen haben [20]. Im Erwachsenenalter z. B.:
1. Malabsorption bei akuten und chronischen Durchfällen
2. Vermehrter peripherer Glukoseverbrauch bei Hyperinsulinismus (z. B. Inselzelladenom), verschiedene endokrin aktive Tumoren
3. Verminderte hepatische Glukoneogenese, vermehrter Glykogenauf- bzw. -abbau, z. B. bei Leberkrankheiten, Enzymdefekten (Glykogenosen), hormonellen Störungen (z. B. bei NNR-Insuffizienz)
4. Medikamentös, toxisch (INH, Alkohol)
5. Zentrale Regulationsstörung (Enzephalitis)

Streßkonvulsionen

Als „Streßkonvulsionen" bezeichnet man eine Form von Gelegenheitskrämpfen, die vorwiegend durch ungewohnten Schlafmangel, oft in Verbindung mit anderen außergewöhnlichen Belastungen wie übermäßiger körperlicher Anstrengung und seelischer Anspannung ausgelöst werden [7, 12].

Minimaldiagnostik

Aus der Vielzahl der Ursachen von Gelegenheitsanfällen oder fraglichen Gelegenheitsanfällen ergibt sich beim Verdacht auf eine derartige Störung folgende Basisdiagnostik:

Anamnese, Fremdanamnese
Befund: allgemeinkörperlich mit Temperatur, Blutdruck und Puls;
neurologisch; psychisch
EEG mit Hyperventilation und Fotostimulation (am besten polygraphisch mit gleichzeitiger EKG-Ableitung)
EKG (evtl. Langzeit-EKG)
Labor

mindestens: Blutzucker, Blutsenkung, Blutbild, Elektrolyte, Kreatinin, Gamma-GT, GOT, GPT; Urin evtl.: Liquor, spezielle Stoffwechseldiagnostik. Zerebrales Computertomogramm (meist mit Kontrastmittel) beim ersten, ursächlich nicht eindeutig extrazerebral bedingten epileptischen Anfall.

Zusammenfassung

Es gibt epileptische und nichtepileptische Gelegenheitsanfälle. Von epileptischen Gelegenheitsanfällen spricht man, wenn bei Patienten, bei denen eine Epilepsie bisher nicht bekannt war, unter Provokationsbedingungen, also bei bestimmten Gelegenheiten, epileptische Anfälle auftreten. Die Zuordnung „Gelegenheitsanfall" oder „erster Anfall einer beginnenden Epilepsie" ist oft erst retrospektiv möglich. Bei bestehender erhöhter zerebraler Krampfbereitschaft kann eine Vielzahl von Faktoren, die „Gelegenheit" sein, die zu einem Krampfanfall führt. „Fieberkrämpfe" des Kleinkindesalters sind die häufigsten Gelegenheitsanfälle überhaupt; im Adoleszenten- und Erwachsenenalter gelten Alkohol, Schlafmangel und extremer körperlicher oder seelischer Streß als häufigste Ursachen von Gelegenheitsanfällen.
Die Diagnostik umfaßt eine genaue Anamnese, klinischen Befund, EEG, EKG, eine Reihe von Laboruntersuchungen und häufig auch das zerebrale Computertomogramm.

Literatur

1. Applegarth, D. A., J. E. Dimmick, J. R. Toone: Laboratory detection of metabolic disease. Ped. Clinics of N. A. 36 (1989) 49–65
2. Böning, J., O. Schrappe: Benzodiazepin-Abhängigkeit; Klinik der Entzugssyndrome. Dtsch. Ärztebl. 81 (1984) 279–285
3. Doose, H.: Zerebrale Anfälle im Kindesalter, 9. Aufl. Desitin-Werk, Hamburg 1989
4. Feuerlein, W.: Alkoholismus – Mißbrauch und Abhängigkeit. Thieme, Stuttgart 1975
5. Fialip, J., O. Aumaitre, A. Eschalier et al.: Benzodiazepine withdrawal seizures: analysis of 48 case reports. Clin. Neuropharmacol. 10 (1987) 538–544
6. Fröscher, W.: Ätiologie der Epilepsien. Med. Welt 31 (1980) 1083–1086
7. Fröscher, W., V. Faust: Epileptische Gelegenheitsanfälle unter besonderer Berücksichtigung von Gelegenheitsanfällen bei Herz- und Gefäßerkrankungen und durch Medikamente. EEG-Labor 12 (1990) 92–107
8. Fröscher, W., M. Wolfersdorf: Psychopharmakotherapie bei Epilepsiepatienten. Krankenhausarzt (im Druck)
9. Glötzner, F. L.: Posttraumatische Epilepsie – Prophylaxe und Therapie. In: Fröscher, W.: Aspekte der Epilepsie-Therapie. Ueberreuter-Wissenschaft, Wien–Berlin 1989, 1–10
10. Hauser, W. A., St. K. C. Ng, J. C. M. Brust: Alcohol seizures and epilepsy. Epilepsia 29, Suppl. 2 (1988) S66–S78
11. Hochman, H. I., M. A. Grodin, R. K. Crone: Dehydration, diabetic ketoacidosis and shock in the pediatric patient. Ped. Clinics of N. A. 26 (1979) 803–826
12. Janz, D.: Generalisierte große Anfälle. In: Hopf, H. Ch., K. Poeck, H. Schliack (Hrsg.): Neurologie in Praxis und Klinik, Bd. II. Thieme, Stuttgart 1981, 6.5–6.14
13. Karbowski, K.: Epileptische Anfälle. Springer, Berlin–Heidelberg–New York–Tokyo 1985
14. Matthes, A., R. Kruse: Der Epilepsiekranke. TRIAS, Stuttgart 1989
15. Niedermeyer, E.: Epilepsy guide. Urban und Schwarzenberg, Baltimore–München 1983
16. Poser, S., W. Poser: Toxische Wirkungen von Arzneimitteln auf das Zentralnervensystem. Nervenarzt 54 (1983) 615–623
17. Scollo-Lavizzari, G., K. Eichhorn, U. Paravicini: Ursache, Differentialdiagnose und Prognose sogenannter Gelegenheitsanfälle. Internist 18 (1977) 76–80
18. Seyfeddinipur, N., U. H. Peters, W. Schmitt: Alkohologene epileptische Anfälle (sogenannte Alkoholepilepsie) und epileptogener Alkoholismus. Med. Welt 26 (1975) 323–326
19. Siffert, U.: Gelegenheitsanfälle mit Übergang in eine chronische Epilepsie. Dissertation, Bonn 1981
20. Vassella, F.: Gelegenheitskrämpfe. Schweiz. Rundschau Med. 66 (1977) 1331–1337

21. Vassella, F.: Gelegenheitsanfälle im Kindesalter. In: Fröscher, W., F. Vassella: Die Epilepsien (de Gruyter, in Vorbereitung)
22. Verspohl, E. J.: Neuroleptika. In: Ammon, H. P. T. (Hrsg.): Arzneimittelneben- und Wechselwirkungen, 2. Aufl. Wissenschaftl. Verlagsgesellsch. Stuttgart 1986, 190–214
23. Wolf, P., G. Wagner, F. Amelung (Hrsg.): Anfallskrankheiten. Springer, Berlin–Heidelberg–New York–London–Paris–Tokyo 1987

Sachverzeichnis

(f = folgende Seite)

Abdominal-Epilepsie 55f, 57
Absencen 5, 42f
– postparoxysmale 65
Absencenstatus 3, 5
Acetoacetat 46
Acetoacetyl-CoA-Thiol. 41
Acetoacetyl-CoA-Thiolase-Aktivität 47
Acylcarnitin 47
Acyl-CoA-Verbindungen 48
Adipat 46
Aggression 51, 57, 59
Aggressives Verhalten 58, 64f
Ahornsirupkrankheit 40f, 75
Aktivität
– fokale 14
– iktale 1
– interiktale 1, 20
– interkritische 1
– semikritische 1, 4
– suppression-burst 43
Alkalische Phosphatase s. Phosphatase, alkalische
Alkohol 74f, 77f, 81
Alkoholentzug 74
Alkohol-Epilepsie 77
Alkoholexzeß 77
Alkoholinduzierte Anfälle 74
Alpers, M. 43
Alternierende Hemiplegie des Kindesalters 54
Aminosäuren 37, 45f, 48, 75, 79
Ammoniak 28, 31, 79
Amorphe Neugeborenenkrämpfe 73
Amygdala 59
Anämie 47
Anfälle 4, 51

– Absencen 5, 42f
– alkoholinduzierte 74
– autonome (vegetative) 51
– bioelektrische 1
– BNS 41f, 67
– Differentialdiagnose 62
– einfach partielle 42
– epileptische 32, 37, 39
– epileptische im Schlaf 62f, 66f
– erratische Neugeborenenkrämpfe 40
– erratische partielle 43
– erratische tonische 42
– fokale 4, 6f
– fokale Grand mal-Anfälle 7
– generalisierte 68
– Grand mal- 4, 7, 41, 67f, 76 (s. auch tonisch-klonische Anfälle)
– hirnelektrische 1
– hypoglykämische 38
– hypokalzämische 80
– im Schlaf 62, 68
– klonische 52
– klonische Neugeborenenkrämpfe 40
– komplex fokale (partielle) 4, 16, 42, 54f, 58f, 64f
– Lennox-Gastaut-Syndrom 3, 42f
– Myoklonien 5, 41f, 47
– myoklonische 39, 42, 67
– nichtepileptische 66
– nichtepileptische im Schlaf 62
– partiell klonische 41
– partielle 42f (s. auch komplex fokale bzw. partielle)
– postparoxysmale Absencen 67
– psychogene 32

Sachverzeichnis

- sekundär generalisierte 55
- Sturzanfälle 41
- Synkope 9, 72, 76
- tonische 40f, 42, 52, 67f, 70, 73
- tonisch-klonische 40f, 43, 47f, 52, 58f, 72f (s. auch Grand mal-Anfälle)
Anfälle im Schlaf 62f
- aggressives Verhalten 64f
- Antikonvulsiva 69
- aus dem NREM-Schlaf 63f
- Automatismen 65, 67f
- benigne Epilepsie des Kindesalters 68
- BNS-Krämpfe 42, 67
- confusional arousal 64
- Enzephalopathien 67
- epileptische 62f, 66f
- Fieber 64
- fokale Epilepsie mit okzipitalen Spike-wave-Potentialen 68
- frontale Cortektomie 69
- Frontallappenepilepsie 65, 69f
- generalisierte Anfälle 68
- Grand mal 67f
- idiopathische Schlafepilepsie 67f
- Incubus-Attacke (s. Pavor nocturnus) 63f, 65
- komplex fokale Anfälle 64f
- myoklonische Zuckungen 67
- nichtepileptische 62, 66
- NREM-Schlaf 62f, 68
- Pavor nocturnus (s. Incubus-Attakken) 63f, 65, 69f
- Polysomnographie 66f, 70
- postparoxysmale Absencen 67
- posttraumatisches Streßsyndrom 63
- psychomotorische Attacken 65
- REM-Alpträume 62
- REM-Parasomnie 63f
- REM-Schlaf 65
- REM-twitches 63
- Rolandische Spitzen 68
- Rolandoepilepsie 68
- Schlafentzug 64
- Schlafwandeln 64f
- Somnambulismus 63f, 65
- Stereoelektroencephalogramm 69
- Temporallapenepilepsie 65
- Therapie 69
- tonische 67f, 70
Anfallsbereitschaft 73
Anfallsdiagnostik 24
Angiom 16
Angst 51
Anionenlücke 47
Anorganisches Phosphat s. Phosphat, anorganisches
Antidepressiva 78
- Antiepileptika-Spiegel 48
Antikonvulsiva 24f, 35, 69
- Alkalische Phosphatase (AP) 28f, 34
- Ammoniak 28, 31, 79
- anorganisches Phosphat 28f, 34
- Blutbild 28
- Blutspiegel 25f, 27, 34
- Carbamazepin 26f, 29f, 32f, 63, 70
- klinisch-pharmakologische Daten 26
- Cholesterin 30, 32f
- Cholostase 29
- Clonazepam 27, 63
- 1,25-Dihydroxycholecalciferol 29
- Ethosuximid 26f, 29f
- Euthyreose 32
- freies Thyroxin 32
- Gammaglutamyltransferase s. Gamma-GT
- Gamma-GT 29f
- Gerinnungsfaktoren (Fibrinogen) 28
- GOT 28f, 30, 32
- GPT 28f, 30, 32
- Halbwertszeit 25
- Harnbefund 28
- Hormonbestimmungen 28
- 25-Hydroxycholecalciferol 29
- Hypocalcaemie 29, 32
- Hypoglykämie 32
- Hypomagnesiämie 32
- Hypophosphataemie 29
- Hypothyreose 32
- Indikationen zur Serumspiegelbestimmung 26
- Interaktionen bei Kombinationsbehandlungen 26f, 27
- Intoxikation 25f
- Kalzitonin (Calcitonin) 29

Sachverzeichnis 87

- Kalzium-Stoffwechsel 28 f, 34
- klinisch-pharmakologische Daten 26
- Kombinationstherapie 30, 32 f
- Kreatinin-Phosphokinase 32
- Labordiagnostik 32
- LAP 28 f, 30
- LDH 32
- Leberenzyme 29, 34
- Mineralstoffwechsel 29
- Monotherapie 30
- Osteomalazie 28
- Osteopathie 29
- Parathormon 29
- Pharmakokinetik 25 f
- Phenobarbital 26 f, 29, 33
- Phenytoin 26 f, 29 f, 32 f, 63
- Primidon 26, 29 f, 32 f
- proteingebundenes Jod 32 f
- Rachitis 28
- Röntgenaufnahme der Handwurzel 29
- Schilddrüsenhormonsystem 32
- Serum-Calcium 28 f
- Serumenzymaktivitäten 30, 32
- Serumspiegel 24, 26 f, 34, 48
- Steady state (Fließgleichgewicht) 25
- Tagesspiegel 25
- therapeutischer Bereich der Serumspiegel 25 f
- Therapiekontrolle 28
- Thymoltest 30
- Thyroxin 32
- toxische Leberschäden 34
- toxischer Bereich 26 f
- TRH 32
- Trijodthyronin 32
- TSH 32 f
- Valproat 26 f, 29 f, 32 f
- Vitamin-D-Stoffwechsel 28, 34
- unerwünschte Wirkungen 24, 28

Aphasie 51
Argininbernsteinsäurekrankheit 41
Arsen 78
Atmungskette 45 f, 48
ATP 45
ATPase 44
Aura 55 f
- epigastrische 57
- isolierte 56

Automatismen 65, 67 f, 69
Autonome (vegetative) Anfälle 51
Autonome (vegetative) Beschwerden 51
Azetyl-CoA 45

Barbiturate 77
Barbituratfreie Hypnotika 77
Basilaris-Migräne 54
Beginnende Epilepsie 81
Benigne Epilepsie des Kindesalters mit Rolandischen Spitzen (Benigne Rolandische Epilepsie) 54, 68
Benzodiazepine 77
Beta-Hydroxybutyrat 46
Betaoxidation der Fettsäuren 45 f, 48
Bioelektrische Anfälle 1
Blei 78
Blutbild 28
Blutgase 47
Blutzucker 47
BNS-Krämpfe 42 f, 67

Calcitonin (Kalzitonin) 29
Calcium (Kalzium)
- im Serum 29
- Konzentration 34
Carbamazepin 26 f, 29 f, 32 f, 63, 70
Carnitin 46 f, 48
Cerebralschäden 54
Cherry-red-spot-Myoklonus-Syndrom 43
Cholesterin 30, 32 f
Cholostase 29
Chvostekzeichen 80
Clonazepam 27, 63
Coma vigile 47
Computertomographie des Gehirns s. zerebrales Computertomogramm
Confusional arousal 64
CPK 34, 44
Cytochrom aa3 44
Cytochrom b 44
Cytochrom b, NADH-CoQ-Reduktase-Komplex 44
Cytochrom c-Oxidase 44
Cytosol 37

DDT 78
Dekansäure 46

Sachverzeichnis

Delikte 58
Delir 77
Demenz 41, 44
Diagnostik von Stoffwechseldefekten 37
Diazepam 74
1,25-Dihydroxycholecalciferol 29
Dipol 14f
– Dichte 18
– Mehrdipol-Modelle 19
– Pfade 17
– radiales 14
– summen- 14
– tangentiales 14
Disposition zur Epilepsie s. genetische Disposition
Dodekansäure 46
Doppelbildaufzeichnung 5, 32
– simultane 51
– videographische 62
Durchblutungsstörung
– zerebrale 75

EEG-Veränderungen bei Epilepsien
– bioelektrische Anfälle 1
– Differentialdiagnose Synkope/epileptischer Anfall 76
– diffuse kortikale Dysfunktion 9
– epikortikale Elektroden 19
– fokale Muster 8
– fokaler Anfall 6
– Gelegenheitsanfälle 81
– generalisierte Muster 8
– generalisierte slow-spikes and waves 3
– Grundaktivitätsverlangsamung 41
– Herdbefunde 69
– hirnelektrische Anfälle 1
– Hypsarrhythmie 41, 43
– iktale Aktivität 1
– interiktale Aktivität 1
– interiktale Spitzen 8
– interiktuale Spike-Aktivität 19f
– interkritische Aktivität 1f, 8
– kritische Aktivitäten 1
– langsame Grundaktivität im EEG 41
– Lennox-Gastaut-Syndrom 3
– marginale Muster 8
– mini-sharp waves 5, 7
– minispikes 5
– multifokale Veränderungen 42
– periodische lateralisierte epileptiforme Ausbrüche (PLED) 5
– polygraphische Ableitungen 69, 81
– Polypsike-wave-Komplexe 41
– psychomotor variant Muster 8
– rhythmical discharges (RDs) 5
– rhythmische Mischaktivität (subclinical rhythmical discharges of adults = SRDA) 8f
– Rolandische Spitzen 68
– Schlaf-EEG 64
– Schlaf-Grand mal 67
– semikritische Aktivität 1f, 8
– Spike-Foci 52
– Spike-wave-Foci 52
– Spike-wave-Komplexe 41, 78
– Spikes 41, 78
– SRDA s. subclinical rhythmic discharges of adults
– steile Transienten 4
– subclinical rhythmic discharges of adults (SRDA) 8f
– subklinische Entladungen 1
– subklinische Paroxysmen 8
– Suppression-burst-Aktivität 43
– temporaler Fokus 58
– Tiefenelektroden 19
– unspezifische Veränderungen 42
Einfach partielle Anfälle 42
Eiweißbelastung 79
Eklampsie 75
Elektrolyte 37, 79f
Elektroschock 73
Entzug von
– Alkohol 75, 77
– Medikamenten 75, 77
– Toxinen 75, 77
Entzugsanfälle 77
Enzephalitis 73f, 75
Enzephalopathie 43
– hyperintensive 75
– toxische 78
Epigastrische Sensation 57
Epikortikale Elektroden 19
Epilepsia partialis continua 5
Epilepsie(n)
– Anfallsdiagnostik 24
– beginnende 81

- benigne rolandische 54, 68
- fokale 2, 68
- frontale 66, 69, 71
- Gelegenheitsanfälle 73
- generalisierte idiopathische 5
- gutartige 54
- gutartige occipitale 54
- idiopathische Schlaf- 68 f
- Labordiagnostik 24, 28, 32
- Positronen-Emissions-Tomographie (PET) 19
- prächirurgische Diagnostik 19 f
- Syndrom 48
- Temporallappenepilepsie 4, 65
- Therapieüberwachung 24, 28
- tiefen- und epikortikale Elektroden 19
Epileptische Anfälle 32, 34, 62 f, 66 f
Epileptische Genese 65
Epileptische Psychose 58
Epileptische Reaktion 74
Epileptischer Schmerz 52
Epileptogene Herde 43
Erbrechen 51, 78
Erkrankung des Gehirns
- akut 74 f
- subakut 74 f
Erratische Neugeborenenkrämpfe 42
Erratische partielle Anfälle 43
Erratische tonische Anfälle 40
Ethosuximid 26 f, 29 f
Euthyreose 32
Exogene Intoxikationen 77

Fastentest 47, 49
Febriler Infekt 78
Fettsäuren 45, 79
Fibrinogen 31
Fieber 64, 77 f
Fieberkrämpfe 73 f, 77, 81
Fokale Anfälle 4, 6 f
Fokale Epilepsie 2
Fokale Epilepsie mit okzipitalen Spike-wave-Potentialen 68
Fokale Grand mal-Anfälle 7
Freies Thyroxin 32
Frontale Cortektomie 69
Frontallappenepilepsie 65, 69 f
Frühanfälle 76
Fruktose 45

Fruktose-1,6,Diphosphatase 48
Fruktose-1,6-Diphosphatasemangel 39
Fruktoseintoleranz 38 f, 79
FT4 33
Fumarasemangel 48

Galaktosämie 39
Gamma-GT 29 f
Gangliosidose 39
Gehirntraumen 73
Gelegenheitsanfälle 76
- Alkohol 74 f, 77 f, 81
- amorphe Neugeborenenkrämpfe 73
- Anfallstyp 73
- Diagnostik 72, 81
- Disposition zur Epilepsie 78
- EEG 78, 81
- Embolie 75
- epileptische 72 f, 74, 81
- epileptische Reaktion 74
- Fieberkrampf 73 f, 77, 81
- Gelegenheitskrampf 74
- Häufigkeit 73
- Herz- und Gefäßerkrankungen 75
- hypertensive Enzephalopathie 75
- Hypoglykämie 38, 80
- Hypokalzämie 38
- hypokalzämische Anfälle 80
- Hyponatriämie 38
- Infektkrämpfe 73
- intrakranielle Infektionen 75
- Laboruntersuchungen 79, 81
- medikamentös bedingte 78
- metabolische 80
- Minimaldiagnostik 81
- nichtepileptische 72, 81
- respiratorische Affektkrämpfe 73
- Schlafmangel 81
- Störungen der Homöostase (Homeostase) 78
- Stoffwechselstörungen 38, 79
- Streß 80 f
- tonische 67 f, 73
- tonisch-klonische 73
- toxische Enzephalopathien 78
- Ursachen 73 f, 75
- Wasserhaushalt- und Elektrolytstörungen 79

– zerebrale Durchblutungsstörungen 75
Generalisierte Anfälle 68
Generalisierte idiopathische Epilepsien 5
Genetische Disposition zur Epilepsie 74, 78
Gerinnungsfaktoren 28
Gesamteiweiß 31
Glukoneogenese 46, 48
Glukose 46 f, 48, 79
Glukose-6-Phosphatase 48
Glykogen 46 f
Glykogenolyse 46 f
Glykogenosen 38 f
Glykolyse 45
Glyzerol 46
Glyzin 48
GM2-Gangliosidose 39
GOT 29 f, 32
Grand mal-Anfälle 4, 7, 41, 67 f, 76 (s. auch tonisch-klonische Anfälle)
Gutartige okzipitale Epilepsie des Kindesalters 54

Halbwertzeit 25
Halluzinationen 51
Harnbefund 28
Harnstoffzyklus 37
Hepatopathie 47
Hereditäre Fruktose-Intoleranz 44
Herzrhythmusstörung 9
Herzstillstand 73, 75
Hippokampus 59
Hirn
– atrophie 47, 70
– blutung 16
– elektrische Anfälle 1
– infarkt 16, 19, 54
– schäden 58
– venenthrombose 75
Homöostase (Homeostase)-Störung 37 f, 73, 78 f
Homozystinurie 41
Hormonhaushalt 28, 31
25-Hydroxycholecalciferol 29
Hyperlaktazidämie 47
Hypernaträmie 38
Hyperprolinämie I 41
Hypertensive Enzephalopathie 75

Hyperthyreose 27
Hypertone Dehydratation 79
Hyperventilation 47, 74
Hypocalcaemie 29, 32, 38
– Chvostekzeichen 80
– Peronaeuszeichen 80
– Trousseauzeichen 80
Hypoglykämie 32, 38, 42, 46 f, 73, 75, 80
– endokrine Störungen 38
– exogen 38
– Fasten 38
– idiopathische 38
– ketotische 38
– leuzinempfindliche 38
– Wachstumshormonmangel 38
Hypomagnesiämie 32
Hyponaträmie 38, 73, 79
Hypophosphatämie 29
Hypothyreose 32
Hypotone Dehydratation 79
Hypoxie 37, 47
Hypsarrhythmie 41, 43

Idiopathische Schlafepilepsie 67 f
Iktale EEG-Aktivität 1
Iktuale epileptogene Zonen 20
Incubus-Attacke (s. Pavor nocturnus) 63 f, 65
Indikationen zur Serumspiegelbestimmung der Antikonvulsiva 26 f
Infektion
– extrazerebrale fieberhafte 75, 77
– intrakranielle 75
Infektkrämpfe 73
Insulin 78
Interaktionen der Antikonvulsiva 26 f
Intoxikation
– durch Antikonvulsiva 25 f
– exogene 75, 77

Kalzitonin (Calcitonin) 29
Kalzium (Calcium) i. Serum 29
Kalziumstoffwechsel 28 f, 34, 80
Kardiale Synkopen 76
Katabole Situation 48, 78
Kernspintomographie (MRI, MRT) des Schädels 17, 54, 69 f, 71
Ketonkörper 45 f, 47 f, 49, 79
Kirschroter Fleck 39

Sachverzeichnis

Klonische Anfälle 42, 52
Klonische Neugeborenenkrämpfe 40
Kohlenhydratbelastung 79
Kohlenhydrate 37
Kombinationstherapie 30, 32 f
Komplex fokale (partielle) Anfälle 4, 16, 42, 54, 56, 58 f, 64 f
Konsanguinität 48 f
Konvulsive Synkope 76
Kopfschmerzen 53
Krämpfe
– tonische 43, 70
– tonisch-klonische 72 f
Kreatinin 47
Kreatininphosphokinase 32, 35
Krebszyklus 78
Kreislaufschock 47
Krenikon Siemens 13, 15, 17 f

Labordiagnostik 24, 28, 32, 79, 81
Lachen 51, 59 f
Lachen, epileptisches 59
Lafora-Typ s. progressive Myoklonusepilepsien 43
Laktat 46 f, 79
Laktazidämie 42, 44, 48
Laktazidose 40 f, 44
Langkettige Fettsäuren 46
LAP 28 f
LCAD-MCAD-Mangel 48
LDH 32
Leberenzyme 29, 31, 34
Leberschädigung 31
– toxische 34
Lennox-Gastaut-Syndrom 3, 42 f
Leucinsensible Hypoglykämie 41
Leukodystrophien 39
Lidocain 78
Limbische Strukturen 58
Lipide 37
Lipofuscinosen 39
Lipolyse 46
Lundborg-Typ s. progressive Myoklonusepilepsien 43
Lysosomen 37

Magnetfeld 14
Magneto-Enzephalogramm (MEG) 12, 15, 19
– CT 17

– Dipol-Dichte Darstellung 18
– Dipolpfade 17
– EEG 17
– Einkanalgerät 15 f, 20
– epileptische interiktuale Herde 12
– fokale Quellen abnormer elektrischer Aktivität 12
– Hirninfarkt 17, 19
– interiktuale Spike-Aktivität 19
– Isokonturkarte 20
– Krenikon Siemens 13, 15, 17 f
– Mehrdipol-Modell 19
– MRI 15, 17
– Positronen-Emissions-Tomographie (PET) 19
– prächirurgische Diagnostik 19
– Schlaganfall 17
– SQUID (Supra Conducting Quantum Interference Device) 12
– tiefen- und epikortikale Elektroden 19
– transitorisch ischämische Attacken 19
– Vielkanalgerät 14 f
Magnetoenzephalographie 12 f, 20
Mangan 78
MCAD-Mangel (medium chain acyl-CoA-Dehydrogenase) 41, 46
Medikamente, allg. 77
Medikamentöse Provokation von Anfällen 58, 73
Medium-chain-acyl-CoA-Dehydrogenase 41, 46
MEG s. Magneto-Enzephalogramm
MELAS (mitochondriale Myopathie mit Enzephalopathie, Laktazidose und zerebralen Insulten) 44, 48, 55
– Laktazidämie 44
– zerebrales Computertomogram 44
Meningitis 74 f
Menkes'sche Krankheit 41, 43
Mentale Retardierung 41
MERRF (Myoklonusepilepsie mit raged-red-fibres) 44
– ATPase 44, 48
– CPK 44
– Cytochrom aa3 44
– Cytochrom b 44

- Cytochrom b, NADH-CoQ-Reduktase-Komplex 44
- Cytochrom c-Oxidase 44
- Demenz 44
- Fruktose 44
- hereditäre Fruktoseintoleranz 44
- Status spongiosus 44
- Sukzinat-Cytochrom c-Reduktase 44

Metabolische Homoeostasestörung 37
Metabolische Störungen 43, 49, 78
Metabolische Zerebropathie 39
Metachromatische Leukodystrophie 39, 41
Metalle 37
Methanol 78
3-Methylcronotyl-CoA 41
Methylmalonazidämie 41
Migräne 51f, 53f, 57
- maligne 55
Mineralstoffwechsel 29
Mitochondriale Enzephalopathie 54
Mitochondriale Erkrankungen 44f, 47, 49, 54
Mitochondriale Myopathie mit Enzephalopathie, Laktazidose und zerebralen Insulten s. MELAS
Mitochondriale Zytopathien 44, 47, 49
Mitochondrien 37, 45f
Monotherapie 30
Morbus Alpers 43
Morbus Tay-Sachs 39
MRI s. Kernspintomographie
MRT s. Kernspintomographie
Muskelbelastung 47
Myoklonien 5, 42f, 47, 67
Myoklonische Anfälle 39, 67
Myoklonische Enzephalopathie 43
Myoklonische Frühenzephalopathie s. Syndrom der myokl. Frühenzephalopathie
Myoklonusepilepsie 48
Myoklonusepilepsie mit ragged red fibers s. MERRF
Myoklonusepilepsien, progressive s. Progressive Myoklonusepilepsien

NADH-CoQ-Reduktase-Komplex 44
Nahrungskarenz 78
Neoplasie 37
Neuroleptika 78
NH3 47
Nichtepileptische Anfälle 62, 66
Nichtepileptische Synkopen 76
Nichtketotische Glycinencephalopthie 40
Nichtketotische Hyperglyzinämie 41, 43
NREM
- Schlaf 62f, 64f, 68
- Stadium 66
Nystagmus 51

Ohtahara-Syndrom 40, 43, 48
Oktansäure 46
Organische Säuren 37, 47, 79
Osmolalität 79
Osteomalazie 28
Osteopathie unter Antikonvulsiva 29
Oxydation der Fettsäuren 46

Parathormon 29
Paroxysmale Athetose 51
Partielle Anfälle (s. auch komplex fokale bzw. partielle Anfälle) 41f
Pavor nocturnus (s. Incubus-Attacken) 63f, 65, 69f
Penicillin 78
Periodische EEG-Komplexe 5f
Periodische lateralisierte epileptiforme Ausbrüche (PLED) 5
Peronaeuszeichen 80
Peroxisomen 37
PET s. Positronen-Emissions-Tomographie 19
Phenobarbital 26f, 29, 33
Phenothiazine 78
Phenylketonurie 41, 43, 75
Phenytoin 26f, 29f, 32f, 63
Phosphat, anorganisches 28f, 34
Phosphatase, alkalische 28f, 34
Phosphoenolpyruvatcarboxylase 48
pH-Status 79
Plasmakonzentration 27
- antikonvulsiva 28
- therapeutische 25
PLED s. periodische lateralisierte epileptiforme Ausbrüche 5
Polygraphie 70, 76

Sachverzeichnis

Polysomnographie 62, 66f, 70
Porphyrie 75
Porphyrine 37
Positronen-Emissions-Tomographie (PET) 19
Postparoxysmale Absencen 67
Posttraumatisches Streßsyndrom 63
Prächirurgische Diagnostik bei Epilepsie 19f
Primidon 26, 29f, 32f
Prodromi 2f
Progressive Myoklonusepilepsien 43
– Lafora-Typ 43
– Lundborg-Typ 43
– MERRF 44
– Ramsay-Hunt-Syndrom 43
Prolaktin 34f
Proteingebundenes Jod 32f
Provokationsfaktoren 64, 74
Psychogene Anfälle 32
Psychomotor variant-Muster 8
Psychomotorische Attacken 65
Psychose 58
Pyridoxin-Abhängigkeit 75
Pyruvat 45
Pyruvatcarboxylase(Pyruvatkarboxylase) 39, 48
Pyruvatdehydrogenase 39, 48

Quellenlokalisation 20
Quick-Wert 31

Rachitis 28
Ramsay-Hunt-Syndrom s. progressive Myoklonusepilepsien 43
Reduzierende Substanzen 79
REM-Alpträume 62
REM-Parasomnie 63f
REM-Phase 70
REM-Schlaf 62, 65
REM-twitches 63
Respiratorische Affektkrämpfe 73
Rhythmical Discharges = RDs 5
Röntgenaufnahmen der Handwurzel 29
Rolandische Spitzen 68
Rolando-Epilepsie 68
Romano-Ward-Syndrom 76

Saccharose 45

Sauerstoffmangel 73
– zerebraler 75
SCAD-Mangel 48
Schädel-Hirn-Trauma 76
Schilddrüsenhormonsystem 31f, 35
– Carbamazepin 33
– Cholesterol 33
– FT4 33
– Kombinationsbehandlung 33
– Phenobarbital 33
– Phenytoin 33
– Primidon 33
– proteingebundenes Jod 33
– T3 33
– T4 33
– TSH 33
– Valproat 33
Schlafentzug 64, 74f
Schlaf-Grand mal 64, 67
Schlafmangel 74, 80f
Schlafwandeln 64f
Schlaganfall 17
Schmerz 51f
Schwermetalle 75
SEEG s. Stereoelektroencephalogramm 69
Seltene epileptische Anfallsformen 51
Seltene epileptische Symptome 51, 57
– Aggression 51, 58f
– Aphasie 51
– autonome (vegetative) Beschwerden 51
– Erbrechen 51
– Halluzinationen 51
– Kopfschmerzen 53
– Lachen 51, 59f
– Migräne 51f, 57
– Nystagmus 51
– paroxysmale Athetose 51
– Schmerz 51f
– vegetative Labilität 57
Sepsis 47
Serum-
– enzymaktivitäten 28f, 32
– konzentration 24
– Kreatinphosphokinase 35
– osmolität 79
– spiegel 24

Sachverzeichnis

Serumspiegel der Antikonvulsiva
s. Antikonvulsiva
Sick-Sinus-Syndrom 76
Simultane (videographische) Doppelbildaufzeichnung 5, 32, 51, 57, 62
SKA 3, 5
Somnambulismus 63f, 65
SPECT 71
SQUID (Supra Conducting Quantum Interference Device) 12
SRDA s. subclinical rhythmic discharges of adults 8f
Status epilepticus 3, 5, 55
– Absencenstatus 3
– Epilepsia partialis continua 5
– non-convulsivus 3
– spongius 44
Stereoelektroencephalogramm (SEEG) 69
Stoffwechsel
– Calcium 28, 34
– Störungen 37f, 39, 48, 73, 75, 78f, 80
– Veränderung 29
– Vitamin D 28, 34
Stoffwechselstörungen bei Epilepsien
– Absencen 42f
– Acetoacetat 46
– Acetoacetyl-CoA-Thiolase-Aktivität 41, 47
– Acylcarnitin 47
– Acyl-CoA-Verbindungen 48
– Adipat 46
– Ahornsirupkrankheit 40f
– Aminosäuren 37, 45f, 48
– Anämie 47
– anaerober mitochondrialer Energiestoffwechsel 45
– Anionenlücke 47
– Argininbernsteinsäurekrankheit 41
– Atmungskette 45f, 48
– ATP 45
– Azetyl-CoA 45
– Beta-Hydroxybutyrat 46
– Betaoxydation von Fettsäuren 45f
– Blutgase 47
– BNS-Krämpfe 41f
– Carnitin (Karnitin) 46f
– Cherry-red-spot-Myoklonus-Syndrom 43
– Coma vigile 47
– Cytosol 37
– Dekansäure 46
– Demenz 41
– Dodekansäure 46
– EEG 41f
– Elektrolyte 37
– Epilepsiesyndrome 48
– epileptogene Herde 43
– erratische klonische Neugeborenenkrämpfe 42
– erratische partielle Anfälle 43
– erratische tonische Neugeborenenkrämpfe 40
– Fastentest 47, 49
– Fettsäuren 45
– Fruktose-1,6-Diphosphatase 39, 48
– Fruktoseintoleranz 39
– Fumarasemangel 48
– Galaktosämie 39
– Gangliosidosen 39
– Glukoneogenese 46, 48
– Glukose 45f, 48
– Glukose-1,6-Diphosphatase 48
– Glukose-6-Phosphatase 48
– Glykogen 45f
– Glykogenolyse 45f
– Glykogenose Typ I 39
– Glykogenose Typ III 39
– Glykolyse 45
– Glyzerol 46
– Glyzin 48
– GM2-Gangliosidosen 39
– Harnstoffzyklus 37
– Hepatopathie 47
– Hirnatrophie 47
– Homozystinurie 41
– Hyperlaktazidämie 47
– Hypernatriämie 38
– Hyperprolinämie I 41
– Hyperventilation 47
– Hypoglykämie 32, 38, 42, 46f
– Hypokalzämien 38
– Hyponatriämie 38
– Hypoxie 47
– Hypsarrhythmie 41, 43
– infantile metachromatische Leukodystrophie 39

- Karnitin (Carnitin) 48 f
- katabole Situation 48
- Ketonkörper 46 f
- Ketonkörpermetabolismus 45
- Kirschroter Fleck 39
- Kohlenhydrate 37
- komplex partielle Anfälle 42
- Konsanguinität 48 f
- Kreatinin 47
- Kreislaufschock 47
- Laktat 46 f
- Laktazidämie (Laktacidämie) 42, 48
- Laktazidose 40 f
- langkettige Fettsäuren 46
- LCAD-MCAD-Mangel 48
- Lennox-Gastaut-Syndrom 42
- leucinsensible Hypoglykämie 41
- Leukodystrophien 39
- Lipide 37
- Lipfuscinose 39
- Lipolyse 46
- Lysosomen 37
- M. Alpers 43
- MCAD-Mangel (medium change acyl-CoA-Dehydrogenase) 41
- medium-chain acyl-CoA-Dehydrogenase 46
- MELAS 48
- Menkes'sche Krankheit 41, 43
- mentale Retardation 41
- MERRF 48
- metabolische Homeostasestörungen 37
- metabolische Zerebropathie 39
- metachromatische Leukodystrophien 41
- Metalle 37
- Methylcrotonyl-CoA 41
- Methylmalonazidämie 41
- mitochondriale Zytophathien 44, 47, 49
- Mitochondrien 37, 46
- Morbus Tay-Sachs 39
- Muskelbelastung 47
- Myoklonien 39, 41 f, 47
- myoklonische Enzephalopathie 43
- myoklonische Frühenzephalopathie 43, 48
- Myoklonusepilepsie 48
- Myoklonusepilepsie mit ragged-red-fibers (MERRF) 44
- NH3 47
- nichtketotische Glycinencephalopathie 40
- nichtketotische Hyperglyzinämie 41, 43
- Ohtahara-Syndrom 40, 43, 48
- Oktansäure 46
- organische Säuren 37, 47
- Oxidation der Fettsäuren 46
- partielle Anfälle 41 f
- Peroxisomen 37
- pH-Wert 47
- Phenylketonurie 41, 43
- Phosphoenolpyruvatcarboxylase 48
- Porphyrine 37
- progressive Myoklonusepilepsie 43
- Pyruvat 45
- Pyruvatcarboxylase (Pyruvatkarboxylase) 48
- Pyruvatdehydrogenase 39
- Pyruvatdehydrogenasemangel 48
- Saccharose 45
- SCAD-Mangel 48
- Sepsis 47
- Sturzanfälle 41
- Syndrom der myoklonischen Frühenzephalopathie 40
- tonisch-klonische Anfälle 40 f, 47 f
- tonische Anfälle 41 f
- Wasserintoxikation 38
- West-Syndrom (BNS-Krämpfe) 43
- Zellmembran-Störungen 37
- zerebrales Computertomogram 47
- Zerebralparese 41
- Zitronensäurezyklus 45 f
Streß 74 f, 80 f
Streßkonvulsionen 75, 80
Sturzanfälle 41
Subclinical rhythmic discharges of adults (SRDA) 8 f
Subklinische EEG-Entladungen 1
Subklinische Paroxysmen 8
Sukzinat-Cytochrom c Reduktase 44
Syndrom der myoklonischen Frühenzephalopathie 40, 43, 48
Syndrom der QT-Verlängerung s. Romano-Ward-Syndrom

Synkopale Anfälle, Synkope 9, 72, 76
- Herzrhythmusstörungen 9
- kardiale 76
- konvulsive 76
- nichtepileptische 76
- Romano-Ward-Syndrom (Syndrom der QT-Verlängerung) 76

T3 33
T4 33
Temporale Foci 58
Temporallappenepilepsie 4, 65
Tetanie 80
Thallium 78
Therapeutischer Bereich der Antikonvulsiva-Serumspiegel 25 f
Therapie
- antikonvulsive 24
- kontrolle 28
- medikamentöse 69
- überwachung 24
Thymoltest 30
Thyroxin 32
TIA (transitorisch ischämische Attacke) 19
Tiefenelektroden 19
Tonische Anfälle 41 f, 52, 67 f, 70, 73
Tonisch-klonische Anfälle 41 f, 47 f, 52, 58 f, 72 f
Toxische Enzephalopathien 78
Toxische Leberschäden 34
Transitorisch-ischämische Attacken 19
Trauma 37
- elektrisches 75
- mechanisches 75
TRH 32
Trijodthyronin 32
Trousseauzeichen 80
TSH 32 f
Tumor 16

Unerwünschte Wirkungen der Antikonvulsiva 24, 28
Urämie 75
Ursachen von epileptischen Gelegenheitsanfällen 73
- Alkohol 74 f, 77 f
- Alkoholentzug 74
- Aminosäurenbelastung 79

- Aminosäurestoffwechselstörungen 75
- Arsen 78
- Barbiturate 77
- barbituratfreie Hypnotika 77
- Benzodiazepine 77
- Blei 78
- DDT 78
- Eiweißbelastung 79
- Eklampsie 75
- Elektrolytverlust 79 f
- Elektroschock 73
- Entzug von Toxinen 75, 77
- Entzugsanfälle 77
- Enzephalitis 73 f
- Erbrechen 78
- exogene Intoxikationen 77
- extrazerebrale fieberhafte Infektionen 75, 77
- Fettsäurenbelastung 79
- Fieber 73, 77
- Frühanfälle 76
- Fruktoseintoleranz 79
- Gehirntraumen 73
- genetische Disposition 74, 78
- Herz- und Gefäßerkrankungen 73, 75
- Homöostasestörung 79
- hypertone Dehydratation 79
- Hyperventilation 74
- Hypoglykämie 73, 75, 80
- Hypokalzämie 80
- Hyponatriämie 73, 79
- hypotone Dehydratation 79
- Infekte 73
- Intoxikationen 75
- Kalziumstoffwechselstörungen 80
- kataboler Zustand 78
- Kohlenhydratbelastung 79
- Mangan 78
- Medikamente 73, 75, 78
- Meningitis 74 f
- metabolische Störungen 75, 78, 80
- Methanol 78
- Nahrungskarenz 79
- Porphyrie 75
- Pyridoxinabhängigkeit 75
- respiratorische Affektkrämpfe 73
- Sauerstoffmangel 73, 75
- Schädel-Hirn-Trauma 76

Sachverzeichnis

- Schlafentzug 74f, 80
- Schwermetalle 75
- Störungen der Homäostase 73, 78
- Stoffwechselstörungen 73, 79
- Streß 74f
- Tetanie 80
- Thallium 78
- Trauma 75f
- Urämie 75
- Vitamin-D-Mangel 75
- Wasserhaushalt und Elektrolytstörungen 75, 79f

Valproat 26f, 29f
- Ammoniak 31
- Behandlung 31
- Fibrinogen 31
- Gesamteiweiß 31
- Hormone 31
- Leber 31
- Quick-Wert 31
- Schilddrüsenhormone 31
- Therapie 31f, 34

Vegetative Labilität 57
Videoüberwachung 62
Vitamin-D-
- Mangel 75
- stoffwechsel 28, 34

Wachzustand 68
Wasserhaushalt- und Elektrolytstörungen 75, 79f
Wasserintoxikation 38
West-Syndrom (BNS-Krämpfe) 43

Zellmembranstörung 37
Zerebrales Computertomogramm 13, 15f, 20, 44, 47, 54, 69f
- transitorisch ischämische Attacken 19
- Angiom 16
- Hirnblutung 16
- Hirninfarkte 16
- Krenikon Siemens 13
- prächirurgische Diagnostik bei Epilepsie 20
- Tumor 16
- Vielkanal-MEG-Gerät 15
Zerebralparese 41
Zerebralschäden 54
Zitronensäurezyklus 45f